三 网 年 鉴

上海市细菌耐药、抗菌药物应用和医院感染监测报告

2021年度

衣承东　王明贵　主　编

胡必杰　胡付品　吕迁洲　吴文辉　钟明康　副主编

上海科学技术出版社

图书在版编目（CIP）数据

上海市细菌耐药、抗菌药物应用和医院感染监测报告
. 2021年度 / 衣承东，王明贵主编. -- 上海 ：上海科
学技术出版社，2022.11
　　ISBN 978-7-5478-6010-6

　　Ⅰ. ①上… Ⅱ. ①衣… ②王… Ⅲ. ①细菌－抗药性
－卫生监测－研究报告－上海－2021②抗菌素－应用－卫
生监测－研究报告－上海－2021③医院－感染－卫生监测
－研究报告－上海－2021 Ⅳ. ①R978.1②Q939.107

　　中国版本图书馆CIP数据核字(2022)第220237号

上海市细菌耐药、抗菌药物应用和医院感染监测报告（2021年度）
衣承东　王明贵　主编

上海世纪出版（集团）有限公司
上 海 科 学 技 术 出 版 社　出版、发行
（上海市闵行区号景路159弄A座9F-10F）
邮政编码201101　www.sstp.cn
上海光扬印务有限公司印刷
开本 787×1092　1/16　印张 6.75
字数 95千字
2022年11月第1版　2022年11月第1次印刷
ISBN 978-7-5478-6010-6 / R · 2666
定价: 68.00元

本书如有缺页、错装或坏损等严重质量问题，请向印刷厂联系调换

内 容 提 要

本书详尽记述了2021年上海市细菌真菌耐药监测网、上海市抗菌药物临床应用监测网以及上海市医院感染防控与监测网(简称"三网")的监测研究成果,简称"2021年度三网年鉴",内容包括细菌耐药监测、抗菌药物临床应用监测、医院感染监测与防控,并介绍"三网联动"综合评分标准等。

2021年,上海市细菌真菌耐药监测网监测了41家三级甲等医院和26家二级医院。上海市抗菌药物临床应用监测网纳入了255家医疗机构上报的数据,包括62家三级医疗机构、62家二级医疗机构以及131家社区医疗机构,2021年数据显示上海市社区医疗机构门诊抗菌药物使用率下降,但整体抗菌药物使用强度有明显上升,可能与新冠肺炎疫情有关。上海市医院感染防控与监测网监测数据显示,2021年上海市3个导管相关感染的发生率较2020年均有所下降,血液标本送检率及手卫生依从性上升,医院感染现患率近年来稳步下降。

本书呈现了以上主要内容的医疗数据,内容翔实、可靠,反映了上海最新的细菌耐药、抗菌药物应用、医院感染防控与监测等情况,可供相关临床、科研等人员参考。

编　委　会

主　编

衣承东　　王明贵

副主编

胡必杰　　胡付品　　吕迁洲　　吴文辉　　钟明康

顾　问（按汉语姓名拼音排序）

何礼贤　　刘皋林　　陆　权　　倪语星　　汪　复　　夏照帆
周　新　　朱德妹

编　委（按汉语姓名拼音排序）

卞晓岚　　曹　清　　陈尔真　　陈　敏　　陈昕琳　　陈英耀
傅小芳　　高　申　　高晓东　　顾洪安　　郭　澄　　郭　燕
黄　怡　　蒋良芝　　李　玲　　李　敏　　李智平　　林　海
卢洪洲　　马　骏　　潘　珏　　瞿洪平　　石　磊　　孙　湛
汪瑞忠　　王　斌　　王惠英　　王剑云　　王　鹏　　魏　馨
吴文娟　　吴增斌　　徐丛剑　　许　洁　　杨　帆　　应春妹
余　波　　余　红　　原永芳　　曾　玫　　翟　青　　张　泓
张　健　　张建中　　张　菁　　张　群　　赵　虎　　祝德秋
邹　妮

秘　书（按汉语姓名拼音排序）

李　颖　　应寅清

编　者　序

2004年，卫生部等部委颁发《抗菌药物临床应用指导原则》(卫医发〔2004〕285号)，揭开了我国抗菌药物临床合理应用及管理的序幕。十余年来，我国在抗菌药物管理(AMS)方面做了大量工作，开展了各类学术活动，AMS领域的理论水平得到极大提高。下一步需要思考的问题是如何将AMS理论转化为实践？如何践行新时代AMS—行政指导下的目标导向的专业化、科学化管理？

上海于2017年成立"上海市卫生计生委抗菌药物临床应用与管理专家委员会"(以下简称"专委会"，专委会于2019年6月更名为上海市卫生健康委员会抗菌药物临床应用与管理专家委员会)，旨在发挥上海市细菌感染诊疗相关临床科室、临床微生物、临床药学、医院感染防控、行政管理等多部门、多学科专家的优势，提高抗菌药物临床应用水平，加强医疗机构抗菌药物临床应用管理，保障医疗质量和医疗安全。

专委会成立后，在上海开创性地开展"三网联动"，将上海市细菌真菌耐药监测网、上海市抗菌药物临床应用监测网及上海市医院感染防控与监测网(以下简称"三网")的数据加以整合，加强多学科人员的交流与合作，以提高监测数据的分析与利用水平，积极防控耐药菌感染。专委会成立以来，通过"三网联动"做了一系列的探索性工作，循序渐进地开展抗菌药物合理用药及管理，将 AMS 的政策落地，受到多方关注。从 2017 年起，专委会编撰了"上海市细菌耐药、抗菌药物应用和医院感染监测报告"，将"三网"的监测数据整合在一起，形成"三网年鉴"，在业界形成良好反馈。2022 年，受上海市新冠肺炎疫情影响，2021 年度"三网年鉴"出版工作推迟到了下半年。从 2018 年起，上述 3 个监测网每年联合召开年度总结会，分析监测数据，使参会人员对 3 个监测网的数据有一个全面的了解，同时加强了多学科专业人员的交流、沟通。

专委会自 2018 年起建立了 4 个权重指数的评分标准："三网联动"复合指标、细菌耐药权重指数、抗菌药物使用权重指数与医院感染权重指数，以期客观评价各医疗机构的相关指标，便于同级医院的横向比较。专委会每年对评分标准做必要的更新，刊登于最近的监测报告中。依据评分标准，对医疗机构进行打分，实地督导。2019—2021 年，专委会组织多学科专家完成了所有列入"三网"的上海市 57 家医疗机构的实地督导，每个小组由 5 名多学科成员组成，每家医疗机构督导半天。根据监测网的数据，找出主要问题，多学科专家实地考察后提出针对性的兼具可行性的整改、提升方案。督导的出发点是根据监测数据反映的问题，利用多学科的力量真心实意地协助被督导单位提升 AMS 水平，因而也受到被督导单位领导及专家的欢迎。

本监测报告对上海市 2021 年"三网"的监测结果进行全面总结、分析。

1. 上海市细菌真菌耐药监测网对临床分离菌的耐药状况做了总结报告，数据来自参与该网监测的成员单位，包括 41 家三级甲等医院和 26 家二级医院。2021 年，该网临床主要耐药菌包括甲氧西林耐药金黄色葡萄球菌（MRSA）、碳青霉烯类耐药肺炎克雷伯菌（CRKP）、碳青霉烯类耐药鲍曼不动杆菌（CRAB）及碳青霉烯类耐药铜绿假单胞菌（CRPA）的检出率均较 2020 年降低，例如 CRKP 由 28.2% 降为 26.6%。

2. 上海市抗菌药物临床应用监测网收录了 255 家医疗机构上报的数

据,包括62家三级医疗机构、62家二级医疗机构以及131家社区医疗机构。2021年,二级医疗机构、三级医疗机构喹诺酮类药物的用量有所下降,三代头孢用量上升明显,头孢菌素类+酶抑制剂类药物用量有小幅增长。二级医疗机构中碳青霉烯类药物用量与2020年基本持平,三级医疗机构还在明显上升,值得注意。2021年数据显示上海市社区医疗机构门诊抗菌药物使用率下降,但整体抗菌药物使用强度有明显上升,可能与新冠肺炎疫情有关。

3. 上海市院内感染质量控制中心负责上海市医院感染防控与监测网的工作,监测数据显示,2021年上海市导管相关血流感染(CLABSI)、导尿管相关尿路感染(CAUTI)以及呼吸机相关肺炎(VAP)的发生率较2020年均有所下降,血液标本送检率及手卫生依从性上升,医院感染现患率近年来稳步下降。

希望广大读者,不吝提出宝贵意见、建议,共同提高。我们坚信在多学科专家的共同努力下,我国的抗菌药物合理应用水平一定会得到提高,细菌耐药一定能得到遏制!

上海市卫生健康委员会抗菌药物临床应用与管理专家委员会

2022年10月

目　　录

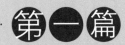

细菌耐药监测报告

三 网 年 鉴

上海市细菌真菌耐药监测网
上海市抗菌药物临床应用监测网
上海市医院感染防控与监测网

多重耐药菌的广泛流行播散,为临床的抗感染治疗带来重大挑战,尤其是碳青霉烯类耐药革兰阴性杆菌,包括碳青霉烯类耐药肠杆菌目细菌(Carbapenem-resistant *Enterobacterales*, CRE)、碳青霉烯类耐药铜绿假单胞菌(Carbapenem-resistant *Pseudomonas Aeruginosa*, CRPA)和碳青霉烯类耐药鲍曼不动杆菌(Carbapenem-resistant *Acinetobacter baumannii*, CRAB)等。为控制细菌耐药性的发展,早在1988年,在世界卫生组织(WHO)细菌耐药性监测专题组的支持下,我国卫生部组建由中国药品生物制品检定所和上海医科大学附属华山医院(现为复旦大学附属华山医院)抗生素研究所负责的北京和上海地区细菌耐药性监测网。2005年卫生部、国家中医药管理局和解放军总后卫生部联合建立了全国抗菌药物临床应用监测网和细菌耐药监测网。2009年,上海市卫生局正式批复成立"上海市细菌耐药监测网",复旦大学附属华山医院抗生素研究所具体负责"上海市细菌耐药监测网"的日常运行。复旦大学附属华山医院抗生素研究所是我国最早开展细菌耐药性监测工作的单位之一。经过30多年的积累,目前已形成一套较为成熟、可靠的细菌耐药性监测工作体系及合理的团队建设。

2017年5月,为进一步规范和推动上海市细菌真菌耐药监测工作,根据《关于进一步做好全国合理用药监测、上海市抗菌药物临床应用监测网和细菌耐药监测网相关工作的通知(沪卫医政〔2009〕25号)》《国家卫生计生委办公厅关于提高二级以上综合医院细菌真菌感染诊疗能力的通知》(国卫办医函〔2016〕1281号)等文件精神,在"上海市细菌耐药监测网"现有工作的基础上,增加真菌耐药监测的工作职责,更名为"上海市细菌真菌耐药监测网",是我国第一个同时监测细菌和真菌耐药性的省级监测网络。

2021年度上海市细菌真菌耐药性监测网含57家三级医院（包含部分近年来通过医院等级评审的三级乙等综合医院）和10家二级医院。现将2021年上海市细菌耐药监测的材料方法以及监测结果报道如下。

一、材料与方法

（一）材料

细菌：收集2021年1月1日—12月31日上海市细菌真菌耐药监测网67家医院的非重复临床分离株，按上海市细菌真菌耐药监测统一方案进行细菌对抗菌药物的敏感性试验，剔除非无菌体液标本分离的凝固酶阴性葡萄球菌和甲型溶血性链球菌（α-溶血性链球菌）。

（二）方法

1. 药物敏感性试验

按照2021年版美国临床和实验室标准化协会（Clinical and Laboratory Standards Institute, CLSI）M100 31[th]ed文件推荐的标准[1]，采用纸片扩散法或自动化药敏系统测定细菌对抗菌药物的敏感性。替加环素按美国食品药品监督管理局（FDA）推荐的判断标准[2]。黏菌素和多黏菌素B按欧洲抗菌药物敏感性试验委员会（EUCAST）推荐的判断标准[3]。药敏试验质控菌株为金黄色葡萄球菌ATCC 25923（纸片法）和ATCC 29213（MIC法）、大肠埃希菌ATCC 25922、铜绿假单胞菌ATCC 27853、肺炎链球菌ATCC 49619和流感嗜血杆菌ATCC 49766。

2. β-内酰胺酶检测

采用头孢硝噻吩定性试验检测流感嗜血杆菌中的β-内酰胺酶。

3. 青霉素不敏感肺炎链球菌的检测

肺炎链球菌青霉素不敏感株,包括青霉素中介肺炎链球菌(Penicillin-intermediated *Streptococcus pneumoniae*, PISP)和青霉素耐药肺炎链球菌(Penicillin-resistant *Streptococcus pneumoniae*, PRSP),按2021年CLSI M100文件要求[1],如1 μg/片苯唑西林纸片法抑菌圈直径≥20 mm者为青霉素敏感肺炎链球菌(Penicillin-susceptible *Streptococcus pneumoniae*, PSSP);如≤19 mm者,采用E试验条测定青霉素最低抑菌浓度(Minimal Inhibitory Concentration, MIC)。

4. 糖肽类不敏感革兰阳性球菌的检测

对常规药敏试验显示万古霉素、利奈唑胺或替考拉宁不敏感的革兰阳性球菌,按要求对细菌进行重新鉴定确认以及测定万古霉素、利奈唑胺或替考拉宁的MIC值。部分菌株采用PCR法确认万古霉素耐药基因型。

5. 碳青霉烯类耐药革兰阴性杆菌的检测

肠杆菌目细菌中碳青霉烯类耐药菌株定义为对亚胺培南、美罗培南或厄他培南中任一种抗生素耐药者,或有明确碳青霉烯酶检测证据者[4]。其中摩根菌属、变形杆菌属等细菌应以除了亚胺培南之外的任一碳青霉烯类抗生素耐药者。铜绿假单胞菌和鲍曼不动杆菌中亚胺培南或美罗培南耐药者为碳青霉烯类耐药菌株。

6. 人群分类

儿童分离株指分离自年龄≤17岁患者的临床分离细菌;成人分离株指分离自年龄≥18岁患者的临床分离细菌。

7. 数据统计分析

各网点医院将数据上传至CHINET数据云网站(www.chinets.com)进行处理后生成统一的dbf格式数据文件,统计分析采用WHONET 5.6软件(2020-07-15版本),同时采用WHONET 2020软件(2021-04-21版本)对升级转换的sqlitc格式数据文件进行同步分析。

二、结　果

（一）细菌分布

2021年共收集临床分离株207 067株，其中革兰阳性菌和革兰阴性菌分别占27.3%（56 601/207 067）、72.7%（150 466/207 067）。住院患者和门急诊患者分离的菌株分别占83.8%（173 570/207 067）和16.2%（33 497/207 067）。这些菌株中分离自痰液等呼吸道分泌物的占32.4%、尿液28.8%、血液8.8%、伤口脓液6.7%、脑脊液及其他无菌体液5.6%、生殖道分泌物1%、粪便0.6%和其他标本16.1%。最多分离的肠杆菌目细菌为大肠埃希菌（19.6%）和肺炎克雷伯菌（15.6%）。分离较多的不发酵糖革兰阴性杆菌依次为铜绿假单胞菌（9.5%）、鲍曼不动杆菌（7.6%）和嗜麦芽窄食单胞菌（3.1%）。革兰阳性菌中最多见者依次为金黄色葡萄球菌（8.8%）、粪肠球菌（6.1%）、屎肠球菌（4.2%）和无乳链球菌（1.8%）。207 067株细菌中主要细菌菌种分布见表1-1。

表 1-1　耐药监测菌种分布

细　　　　菌	株数（株）	占比（%）
大肠埃希菌	40 585	19.6
肺炎克雷伯菌	32 356	15.6
铜绿假单胞菌	19 657	9.5
金黄色葡萄球菌	18 290	8.8
鲍曼不动杆菌	15 806	7.6
粪肠球菌	12 643	6.1
屎肠球菌	8 758	4.2
嗜麦芽窄食单胞菌	6 321	3.1

（续表）

细　　菌	株数（株）	占比（%）
阴沟肠杆菌	6 061	2.9
奇异变形杆菌	5 763	2.8
B组乙型溶血性链球菌（β-溶血性链球菌）	3 876	1.9
表皮葡萄球菌[a]	2 960	1.4
黏质沙雷菌	2 525	1.2
流感嗜血杆菌	2 500	1.2
产气克雷伯菌	2 458	1.2
摩根摩根菌	1 592	0.8
产酸克雷伯菌	1 587	0.8
肺炎链球菌	1 553	0.7
卡他莫拉菌	1 432	0.7
弗劳地柠檬酸杆菌	1 296	0.6
其他细菌	19 048	9.1
合计	207 067	100.0

注：[a] 分离自血液、脑脊液和其他无菌体液

（二）耐药菌检出率

1. 甲氧西林耐药葡萄球菌

18 290株金黄色葡萄球菌中甲氧西林耐药金黄色葡萄球菌（MRSA）的检出率为43.3%。7 282株凝固酶阴性葡萄球菌中，甲氧西林耐药表皮葡萄球菌（MRSE）的检出率为75.8%，其他甲氧西林耐药凝固酶阴性葡萄球菌（MRCNS）检出率为73.4%。

2. 万古霉素耐药肠球菌

12 643株粪肠球菌中未发现万古霉素耐药菌株，8 758株屎肠球菌万古霉素耐药率为0.1%。两者对利奈唑胺耐药率分别为1.7%和0.2%。

3. 青霉素耐药肺炎链球菌

11株脑脊液分离的肺炎链球菌包括3株PSSP、6株PISP和2株PRSP。1 542株非脑膜炎肺炎链球菌中67.1%分离自儿童，32.9%分离自成人。其中儿童PRSP占1.3%（13/1 019），成人PRSP占2.8%（13/457）。

4. 头孢噻肟（或头孢曲松）耐药肠杆菌目细菌

2021年上海市大肠埃希菌中头孢噻肟或头孢曲松耐药株检出率为52.5%（21 318/40 585）；肺炎克雷伯菌中头孢噻肟或头孢曲松耐药株检出率为45.9%（14 836/32 356）；奇异变形杆菌中头孢噻肟或头孢曲松耐药株检出率为49.7%（2 867/5 763）。

5. 碳青霉烯类耐药革兰阴性杆菌

肠杆菌目细菌中碳青霉烯类耐药菌株的检出率为11.3%（11 164/98 736），其中碳青霉烯类耐药肺炎克雷伯菌（CRKP）检出率最高，为26.6%（8 605/32 356）。11 164株CRE中肺炎克雷伯菌占77.1%（8 605/11 164），大肠埃希菌占9.7%（1 085/11 164），阴沟肠杆菌占4.5%（507/11 164），黏质沙雷菌占3.3%（370/11 164），产气克雷伯菌占1.4%（151/11 164）。鲍曼不动杆菌中CRAB检出率57.5%（9 090/15 806），铜绿假单胞菌中CRPA检出率24.5%（4 819/19 657）。

（三）革兰阳性球菌对抗菌药物的敏感性

1. 葡萄球菌属

甲氧西林耐药株（MRSA和MRCNS）对大环内酯类、氨基糖苷类和喹诺酮类等抗菌药物的耐药率均显著高于甲氧西林敏感株［甲氧西林敏感金黄色葡萄球菌（MSSA）和MSCNS］。但MRSA对甲氧苄啶/磺胺甲噁唑的耐药率略低于MSSA（4.3%对7.1%）。MRSE对甲氧苄啶/磺胺甲噁唑的耐药率明显高于MRSA（42.1%对4.3%），但对克林霉素的耐药率则显著低于MRSA（21.7%对50.0%），葡萄球菌属中未发现万古霉素耐药株（表1-2）。细菌对抗菌药物的耐药率（Resistant rates）简称R，细菌对

表 1-2　葡萄球菌属对各种抗菌药物的耐药率和敏感率（%）

抗菌药物	MRSA (n=7 917)		MSSA (n=10 146)		MRSE (n=2 243)		MSSE (n=539)		其他 MRCNS[a] (n=3 094)		其他 MSCNS[a] (n=1 041)	
	R	S	R	S	R	S	R	S	R	S	R	S
万古霉素	0.0	100.0	0.0	100.0	0.0	100.0	0.0	100.0	0.0	100.0	0.0	100.0
利奈唑胺	0.0	100.0	0.0	100.0	0.1	99.9	0.0	100.0	1.4	98.6	0.0	100.0
利福平	2.0	96.1	0.7	98.9	5.2	94.5	1.5	98.5	7.7	91.9	0.6	99.2
左氧氟沙星	52.6	46.5	11.6	87.5	53.5	44.4	17.3	81.1	72.8	26.3	6.9	92.5
庆大霉素	30.9	66.7	4.2	94.6	15.8	74.7	4.1	90.2	25.3	65.0	0.3	98.3
甲氧苄啶/磺胺甲噁唑	4.3	95.7	7.1	92.9	42.1	57.9	21.0	79.0	24.8	75.2	4.8	95.2
克林霉素	50.0	49.0	10.1	88.9	21.7	77.4	9.7	89.5	31.5	67.1	7.6	91.4
红霉素	69.4	29.8	33.9	65.2	67.9	30.5	56.0	43.3	81.8	16.6	42.4	56.1
青霉素	100.0	0.0	81.0	19.0	100.0	0.0	71.0	29.0	100.0	0.0	68.1	31.8
苯唑西林	100.0	0.0	0.0	100.0	100.0	0.0	0.0	100.0	100.0	0.0	0.0	100.0

注：[a] 除外路邓葡萄球菌、表皮葡萄球菌、假中间葡萄球菌、施氏葡萄球菌；MRSA，甲氧西林耐药金黄色葡萄球菌；MSSA，甲氧西林敏感金黄色葡萄球菌；MRSE，甲氧西林耐药表皮葡萄球菌；MSSE，甲氧西林敏感表皮葡萄球菌；MRCNS，甲氧西林耐药凝固酶阴性葡萄球菌；MSCNS，甲氧西林敏感凝固酶阴性葡萄球菌

抗菌药物的敏感率（Susceptible rates）简称S。

2. 肠球菌属

粪肠球菌和屎肠球菌分别占肠球菌属细菌的55.6%（12 643/22 721）和38.5%（8 758/22 721）。其中粪肠球菌对呋喃妥因、氨苄西林和磷霉素的耐药率较低，分别为2.0%、2.9%和4.2%，屎肠球菌对呋喃妥因和氨苄西林的耐药率均较高，分别为52.7%和90.0%。两者对高浓度庆大霉素的耐药率分别为38.6%和38.3%（表1-3）。粪肠球菌中未发现万古霉素耐药株，但屎肠球菌中有少数该耐药株。粪肠球菌和屎肠球菌中均有少数利奈唑胺耐药株，粪肠球菌略多于屎肠球菌。万古霉素和利奈唑胺耐药菌株经E-test法复核确认，部分菌株用PCR方法检测基因型。

表1-3 粪肠球菌和屎肠球菌对抗菌药物的耐药率和敏感率（%）

抗菌药物	粪肠球菌（n=12 643）		屎肠球菌（n=8 758）	
	R	S	R	S
万古霉素	0.0	100.0	0.1	99.9
替考拉宁	0.1	99.5	0.7	99.2
利奈唑胺	1.7	97.5	0.2	99.7
呋喃妥因	2.0	96.3	52.7	28.1
氨苄西林	2.9	97.1	90.0	10.0
庆大霉素（高浓度）	38.6	60.7	38.3	61.6
左氧氟沙星	41.7	57.0	87.8	8.6
磷霉素[a]	4.2	94.1	16.7	77.9

注：[a]泌尿道标本分离株

3. 肺炎链球菌

1 553株肺炎链球菌中1 542株为非脑脊液分离株，其余11株分别为2株分离自儿童和9株分离自成人的脑脊液标本。儿童脑脊液分离肺炎链球菌均为青霉素耐药菌株，成人脑脊液分离肺炎链球菌中分别为3株青霉素敏感株和6株青霉素耐药株。非脑膜炎分离株中儿童患者1 035株（青霉素药敏1 019株），PSSP、PISP和PRSP的检出率分别为95.0%、3.7%、1.3%；成人患者507株（青霉素药敏457株），PSSP、PISP和PRSP分别为95.2%、2.0%、2.8%（表1-4）。药敏试验结果显示儿童株和成人株对红霉素、克林霉素和甲氧苄啶/磺胺甲噁唑耐药率均较高。儿童患者分离的PSSP株中出现少数左氧氟沙星的耐药株，但明显低于成人株（1.3% 对9.8%）。未发现万古霉素和利奈唑胺耐药株（表1-5）。

表 1-4　院内患者非脑膜炎肺炎链球菌的分布

| 细　菌 | 儿童分离株 | | | | | | 成人分离株 | | | | | |
| | 2019 年 | | 2020 年 | | 2021 年 | | 2019 年 | | 2020 年 | | 2021 年 | |
	株数（株）	占比（%）	株数（株）	占比（%）	株数（株）	占比（%）	株数（株）	占比（%）	株数（株）	占比（%）	株数（株）	占比（%）
PSSP	1 074	96.8	533	92.1	968	95.0	246	96.8	328	97.0	435	95.2
PISP	28	2.5	33	5.7	38	3.7	3	1.2	7	2.1	9	2.0
PRSP	8	0.7	13	2.2	13	1.3	5	2.0	3	0.9	13	2.8
合计	1 110	100.0	579	100.0	1 019	100.0	254	100.0	338	100.0	457	100.0

注：PSSP，青霉素敏感肺炎链球菌；PISP，青霉素中介肺炎链球菌；PRSP，青霉素耐药肺炎链球菌

4. 溶血性链球菌

5 006株β-溶血性链球菌中A、B、C组β-溶血性链球菌分别为1 050、3 876和80株；血液或脑脊液等无菌体液标本中的α-溶血性链球菌1 174株。未发现对青霉素耐药的β-溶血性链球菌，但2.6%的α-溶血性链球菌对青霉素耐药。各组链球菌属对红霉素和克林霉素的耐药率均超过50.0%。除B组β-溶血性链球菌对左氧氟沙星的耐药率为35.3%外，其他β-溶血性链球菌对左氧氟沙星均高度敏感。未发现万古霉素和利奈唑胺耐药的链球菌属细菌（表1 6）。

表 1-5　肺炎链球菌的耐药率（%）

抗菌药物	非脑膜炎成人分离株						非脑膜炎儿童分离株					
	PSSP (n=435)		PISP[a] (n=9)		PRSP (n=13)		PSSP (n=968)		PISP (n=38)		PRSP (n=13)	
	R	S	R	S	R	S	R	S	R	S	R	S
青霉素	0.0	100.0	0.0	0.0	100.0	0.0	0.0	100.0	0.0	0.0	100.0	0.0
万古霉素	0.0	100.0	0.0	9.0	0.0	100.0	0.0	100.0	0.0	100.0	0.0	100.0
利奈唑胺	0.0	100.0	0.0	9.0	0.0	100.0	0.0	100.0	0.0	100.0	0.0	100.0
红霉素	81.9	16.5	8.0	1.0	100.0	0.0	98.1	1.7	100.0	0.0	100.0	0.0
克林霉素	78.6	20.4	8.0	1.0	92.3	7.7	96.4	3.3	97.4	2.6	91.7	8.3
甲氧苄啶/磺胺甲噁唑	48.1	43.4	4.0	5.0	69.2	23.1	74.8	20.4	100.0	0.0	100.0	0.0
左氧氟沙星	7.0	92.1	3.0	6.0	7.7	76.9	0.0	100.0	0.0	100.0	0.0	100.0
莫西沙星	1.5	95.5	0.0	6.0	0.0	100.0	0.0	100.0	0.0	100.0	0.0	100.0

注：[a] 总株数不满10株，仅列出菌株数，不计算百分率；PSSP，青霉素敏感肺炎链球菌；PISP，青霉素中介肺炎链球菌；PRSP，青霉素耐药肺炎链球菌

表 1-6　链球菌属的耐药率（%）

抗菌药物	α-溶血性链球菌 (n=1 174)		β-溶血性链球菌					
			A 组 (n=1 050)		B 组 (n=3 876)		C 组 (n=80)	
	R	S	R	S	R	S	R	S
青霉素	2.6	71.9	0.0	100.0	0.0	100.0	0.0	100.0
头孢曲松	17.9	75.7	0.0	100.0	0.0	100.0	0.0	100.0
万古霉素	0.0	100.0	0.0	100.0	0.0	100.0	0.0	100.0
利奈唑胺	0.0	100.0	0.0	100.0	0.0	100.0	0.0	100.0
红霉素	53.8	36.2	89.9	8.0	64.0	28.4	55.1	37.2
克林霉素	46.6	51.7	87.8	10.7	44.5	52.5	44.2	54.5
左氧氟沙星	21.1	77.8	1.8	97.8	35.3	63.3	4.4	91.2

（四）革兰阴性杆菌对抗菌药物的敏感性

1. 肠杆菌目细菌

肠杆菌目细菌对3种碳青霉烯类的耐药率大多较低，其中克雷伯菌属细菌对碳青霉烯类的耐药率范围为18.2%～24.3%，该目其他细菌的耐药率多在 15.7% 以下（表 1-7）。大肠埃希菌对氨苄西林、哌拉西林、头孢唑林、头孢呋辛、头孢噻肟、头孢曲松和喹诺酮类的耐药率均高于50.0%，对阿米卡星、哌拉西林/他唑巴坦、头孢哌酮/舒巴坦的敏感性均在87.0%以上。除变形杆菌属、沙雷菌属和摩根菌属外，其他肠杆菌目细菌对替加环素和多黏菌素（黏菌素和多黏菌素B）的耐药率为0.2%～4.4%，处于较低水平。大多肠杆菌目细菌对头孢他啶/阿维巴坦的敏感率均超过90.0%（除肠杆菌属为82.9%）。肠杆菌目细菌对喹诺酮类药物的耐药水平普遍高于氨基糖苷类药物，氨基糖苷类药物中阿米卡星的敏感性高于庆大霉素。沙门菌属细菌对氨苄西林的耐药率均超过80.0%，对头孢曲松的敏感性较高（＞80.0%），鼠伤寒沙门菌对头孢曲松、氯霉素以及甲氧苄啶/磺

表 1-7 肠杆菌目细菌对抗菌药物的耐药率和敏感率（%）

抗菌药物	大肠埃希菌 (n=40 585)		克雷伯菌属 (n=36 501)		肠杆菌属 (n=6 488)		变形杆菌属 (n=6 561)		沙雷菌属 (n=2 701)		柠檬酸杆菌属 (n=2 214)		摩根菌属 (n=1 601)	
	R	S	R	S	R	S	R	S	R	S	R	S	R	S
阿米卡星	2.4	97.1	14.4	85.3	1.7	96.9	5.8	92.2	2.1	96.7	1.3	98.6	1.7	97.6
庆大霉素	31.1	67.7	28.8	69.8	10.7	87.6	29.8	55.7	8.4	90.6	11.1	87.7	19.3	76.5
氨苄西林	78.5	19.1	93.3	2.7	89.0	5.6	69.8	29.5	87.3	7.1	87.4	7.3	95.2	3.9
氨苄西林/舒巴坦	35.7	45.4	46.6	47.1	61.3	29.4	32.1	55.9	76.1	15.2	37.8	56.2	54.6	22.2
哌拉西林	64.7	28.7	45.5	48.5	29.4	67.7	25.3	62.8	20.5	79.5	31.9	60.5	14.3	79.1
哌拉西林/他唑巴坦	4.7	91.7	28.1	67.2	14.4	77.1	1.0	97.3	8.2	86.0	12.1	79.7	3.1	94.4
头孢哌酮/舒巴坦	6.2	87.2	27.6	68.1	13.2	78.9	1.1	97.0	11.3	84.5	8.5	83.3	3.6	89.2
头孢他啶/阿维巴坦	7.0	92.9	6.8	92.5	16.2	82.9	2.5	97.5	3.4	96.6	9.7	90.3	4.9	95.1
头孢唑林	61.1	21.2	54.3	31.3	96.3	1.9	69.1	13.3	98.7	0.6	69.1	20.6	98.5	1.0
头孢呋辛	53.1	44.7	46.9	50.7	46.2	41.8	58.3	41.2	87.7	7.3	40.4	53.4	83.9	8.1
头孢噻肟	51.9	47.3	47.0	51.3	39.0	56.4	47.9	50.2	30.8	62.9	37.1	58.6	25.6	70.2
头孢曲松	52.9	46.6	45.1	54.5	38.9	59.8	44.2	54.5	23.8	74.7	33.6	65.8	15.2	80.3
头孢他啶	24.9	68.1	38.1	59.8	32.2	66.0	20.4	78.5	9.3	86.8	27.2	70.6	15.7	80.5
头孢吡肟	25.7	65.9	33.4	64.6	12.1	82.3	18.0	69.2	7.8	83.5	8.5	87.9	4.6	90.8

（续表）

抗菌药物	大肠埃希菌 (n=40 585)		克雷伯菌属 (n=36 501)		肠杆菌属 (n=6 488)		变形杆菌属 (n=6 561)		沙雷菌属 (n=2 701)		柠檬酸杆菌属 (n=2 214)		摩根菌属 (n=1 601)	
	R	S	R	S	R	S	R	S	R	S	R	S	R	S
头孢西丁	11.7	83.6	35.1	62.4	86.1	8.0	4.3	92.2	41.7	25.7	56.0	41.7	18.0	46.2
氨曲南	34.3	63.4	41.6	57.6	31.1	67.6	20.1	79.5	18.8	80.7	25.2	73.0	10.9	87.2
亚胺培南	2.5	97.3	24.0	74.6	6.6	91.3	8.5	77.5	13.4	82.5	4.4	94.0	15.7	56.6
美罗培南	2.6	97.3	24.3	75.3	6.4	92.7	0.8	98.8	11.6	88.0	4.1	95.6	1.9	97.1
厄他培南	2.1	97.6	18.2	81.1	7.1	90.9	0.5	98.6	6.7	91.9	3.6	95.0	0.8	98.7
环丙沙星	63.7	28.6	45.7	48.6	20.7	72.1	57.9	37.3	23.0	71.3	24.1	67.9	46.7	47.5
左氧氟沙星	57.0	23.6	37.6	52.4	16.1	71.4	49.5	42.5	17.5	74.4	19.1	67.8	23.7	57.2
甲氧苄啶/磺胺甲噁唑	45.9	54.1	29.7	70.2	17.6	82.4	59.7	40.2	4.1	95.9	18.5	81.5	37.0	62.8
替加环素	0.2	99.2	4.4	89.4	2.7	93.6	29.1	33.1	1.5	93.9	1.8	95.2	18.2	63.8
黏菌素	0.7	99.0	1.8	98.1	2.1	97.6	95.5	4.1	77.0	22.3	1.3	98.7	91.5	6.5
多黏菌素B	0.7	99.3	1.4	98.6	2.1	97.8	93.4	6.6	55.7	43.4	1.3	98.7	90.1	9.9
呋喃妥因ᵃ	3.1	92.0	NA	NA	NA	NA	NA	NA	NA	NA	NA	NA	NA	NA
磷霉素ᵇ	7.2	91.4	NA	NA	NA	NA	NA	NA	NA	NA	NA	NA	NA	NA

注：ᵃ·ᵇ 尿道分离菌株；NA表示不适用

胺甲噁唑的敏感性均低于肠炎沙门菌（表 1-8）。98 736 株肠杆菌目细菌对常用抗菌药物的耐药率和敏感率见表 1-9。其中细菌对多黏菌素（黏菌素和多黏菌素 B）、阿米卡星、头孢他啶/阿维巴坦和替加环素的敏感率最高，为 91.3%～93.2%，对美罗培南、亚胺培南、哌拉西林/他唑巴坦和头孢哌酮/舒巴坦的耐药率分别为 11.3%、11.9%、14.2% 和 14.6%。

表 1-8 沙门菌属对抗菌药物的耐药率和敏感率（%）

抗菌药物	鼠伤寒沙门菌（n=382）		肠炎沙门菌（n=285）	
	R	S	R	S
氨苄西林	80.9	18.1	82.7	17.0
氨苄西林/舒巴坦	15.4	55.9	24.1	26.1
头孢曲松	15.6	83.6	8.1	91.9
环丙沙星	8.5	40.4	3.1	21.7
氯霉素	48.5	50.0	3.3	96.7
甲氧苄啶/磺胺甲噁唑	46.9	52.4	8.1	91.2

表 1-9 肠杆菌目细菌的耐药率和敏感率（%）

抗菌药物	株数（株）	R	S
多黏菌素 B	38 551	6.8	93.2
黏菌素	16 495	6.9	92.9
阿米卡星	95 261	7.1	92.4
头孢他啶/阿维巴坦	7 291	7.3	92.3
替加环素	68 051	3.6	91.3
美罗培南	90 700	11.3	88.4
亚胺培南	93 554	11.9	85.9
哌拉西林/他唑巴坦	93 685	14.2	81.5
头孢哌酮/舒巴坦	90 715	14.6	80.0

（续表）

抗菌药物	株数（株）	R	S
头孢吡肟	94 830	25.8	68.2
头孢他啶	95 234	29.5	66.4
环丙沙星	68 514	50.9	42.1

2. 不发酵糖革兰阴性杆菌

铜绿假单胞菌对亚胺培南和美罗培南的耐药率分别为24.2%和20.1%；对黏菌素、多黏菌素B和阿米卡星的耐药率分别为3.1%、0.5%和3.9%；对酶抑制剂合剂、庆大霉素、环丙沙星、左氧氟沙星、头孢吡肟的耐药率不超过30%。鲍曼不动杆菌对亚胺培南和美罗培南的耐药率分别为58.2%和58.4%；对头孢哌酮/舒巴坦和米诺环素的耐药率分别为32.7%和20.7%，对黏菌素、多黏菌素B和替加环素的耐药率均较低（0.9%、0.4%和5.9%），对其他受试药的耐药率多在50.0%以上。嗜麦芽窄食单胞菌对甲氧苄啶/磺胺甲噁唑和米诺环素耐药率均较低（6.5%和4.1%），对左氧氟沙星的耐药率为12.1%。洋葱伯克霍尔德菌除对左氧氟沙星的耐药率为28.4%，对其他受试药的耐药率均低于20.0%（表1-10）。

表 1-10　不发酵糖革兰阴性菌对抗菌药物的耐药率和敏感率（%）

抗菌药物	铜绿假单胞菌 （n=19 657）		鲍曼不动杆菌 （n=15 806）		嗜麦芽窄食单胞菌 （n=6 321）		洋葱伯克霍尔德菌 （n=399）	
	R	S	R	S	R	S	R	S
阿米卡星	3.9	94.3	45.2	51.5	NA	NA	NA	NA
庆大霉素	10.7	84.5	50.1	46.7	NA	NA	NA	NA
哌拉西林	15.8	73.4	61.0	28.5	NA	NA	NA	NA
哌拉西林/他唑巴坦	11.4	76.3	58.6	38.5	NA	NA	NA	NA
氨苄西林/舒巴坦	NA	NA	49.1	43.5	NA	NA	NA	NA

（续表）

抗菌药物	铜绿假单胞菌 （n=19 657）		鲍曼不动杆菌 （n=15 806）		嗜麦芽窄食单胞菌 （n=6 321）		洋葱伯克霍尔德菌 （n=399）	
	R	S	R	S	R	S	R	S
头孢哌酮/舒巴坦	14.5	74.1	32.7	50.3	NA	NA	NA	NA
头孢他啶/阿维巴坦	7.9	92.1	NA	NA	NA	NA	NA	NA
头孢他啶	14.3	79.8	59.0	38.2	45.0	46.1	9.0	85.3
头孢吡肟	9.2	81.9	52.3	39.7	NA	NA	NA	NA
氨曲南	20.2	59.8	NA	NA	NA	NA	NA	NA
亚胺培南	24.2	73.9	58.2	41.6	NA	NA	NA	NA
美罗培南	20.1	76.0	58.4	41.3	NA	NA	10.8	83.3
环丙沙星	23.1	69.5	61.1	38.3	NA	NA	NA	NA
左氧氟沙星	27.5	65.1	50.9	40.8	12.1	84.3	28.4	59.5
甲氧苄啶/磺胺甲噁唑	NA	NA	40.9	58.9	6.5	92.7	11.1	87.9
米诺环素	NA	NA	20.7	59.9	4.1	91.3	19.0	69.0
替加环素	NA	NA	5.9	71.5	NA	NA	NA	NA
黏菌素	3.1	96.9	0.9	98.4	NA	NA	NA	NA
多黏菌素B	0.5	98.9	0.4	99.6	NA	NA	NA	NA

注：NA表示不适用

3. 其他革兰阴性杆菌

2 500株流感嗜血杆菌中β–内酰胺酶阳性的检出率为58.4%，其中成人株45.2%，儿童株68.2%。流感嗜血杆菌对氨苄西林的耐药率超过40.0%，对阿莫西林/克拉维酸、头孢曲松、美罗培南、左氧氟沙星和氯霉素均高度敏感（＞80%），儿童分离株对氨苄西林、氨苄西林/舒巴坦、阿莫西林/克拉维酸、头孢呋辛、阿奇霉素和甲氧苄啶/磺胺甲唑的耐药率高于成人株。除左氧氟度沙星和氯霉素外，β–内酰胺酶阳性的流感嗜血杆菌对其他抗菌药物的耐药率均高于β–内酰胺酶阴性株（表1–11）。

表 1-11　流感嗜血杆菌和卡他莫拉菌对抗菌药物的耐药率和敏感率（%）

抗菌药物	流感嗜血菌								卡他莫拉菌 (n=1 432)	
	儿童株 (n=1 437)		成人株 (n=1 063)		产酶株 (n=1 460)		非产酶株 (n=1 040)			
	R	S	R	S	R	S	R	S	R	S
氨苄西林	74.9	18.4	46.0	45.3	96.6	1.4	20.6	64.3	NA	NA
氨苄西林/舒巴坦	29.9	70.1	27.5	72.5	39.3	60.7	13.6	86.4	NA	NA
阿莫西林/克拉维酸	16.3	83.7	15.1	84.9	19.5	80.5	6.5	93.5	0.7	99.3
头孢呋辛	57.0	36.4	30.0	63.5	64.5	27.4	24.1	71.8	1.1	97.4
头孢曲松	1.0[a]	99.0	10.7[a]	89.3	2.6[a]	97.4	3.1[a]	96.9	0.0	100.0
美罗培南	4.5[a]	95.5	8.5[a]	91.5	10.8[a]	89.2	4.8[a]	95.2	NA	NA
阿奇霉素	42.2[a]	57.8	21.7[a]	78.0	56.7[a]	43.2	4.6[a]	95.4	25.6[a]	74.4
左氧氟沙星	0.9[a]	99.1	6.2[a]	93.8	2.1[a]	97.9	2.9[a]	97.1	0.7[a]	99.3
氯霉素	3.7	95.6	9.9	81.2	5.1	94.1	5.6	88.4	1.4	98.0
甲氧苄啶/磺胺甲噁唑	72.2	25.6	43.4	51.3	76.1	22.2	44.1	50.6	3.2	94.2

注：a 表示非敏感率（Nonsusceptible），NA 表示不适用

1 432株卡他莫拉菌中β-内酰胺酶阳性的检出率为89.0%。卡他莫拉菌对阿莫西林-克拉维酸、头孢呋辛、头孢曲松、左氧氟沙星、氯霉素和甲氧苄啶/磺胺甲噁唑均高度敏感（＞90.0%）；对阿奇霉素的非敏感率为25.6%。

三、讨 论

2021年纳入本网数据分析有41家三级甲等医院和26家二级医院，与2020年监测数据相比[5]，菌群分布具有以下特点：① 2021年共收集细菌207 067株，较2020年[5]的163 129株增加了26.9%。革兰阳性菌占比略有提升。检出率排名前5的细菌分布是大肠埃希菌、肺炎克雷伯菌、铜绿假单胞菌、金黄色葡萄球菌和鲍曼不动杆菌，与2020年[5]一致。呼吸道、尿液、血液、伤口脓液和生殖道标本分离菌株占比均低于2020年[5]，为科学规范抗菌药物使用和遏制细菌耐药，临床仍应提高抗菌药物治疗前病原学送检率特别是无菌体液送检比例。② MRSA、MRSE和其他MRCNS的检出率分别较2020年[5]的46.3%、78.9%和75.4%下降为43.3%、75.8%和73.4%。③ CRE、CRAB和CRPA检出率较2020年[5]有所下降（11.3%对12.1%，57.5% 对60.7%，24.5% 对25.6%）。根据全国细菌耐药监测网（CARSS）2020年度监测报告[6]，上海市的MRSA（44.9%）、MRCNS（78.9%）、肺炎克雷伯菌对第三代头孢菌素耐药率（46.8%）、碳青霉烯类耐药大肠埃希菌（2.4%）和肺炎克雷伯菌（27.4%）以及CRPA（26.0%）的菌株检出率在全国各省份中均列在前3位。

近年来革兰阳性菌中MRSA的检出率呈现持续下降趋势，但上海市2021年MRSA分离率仍为43.3%，远高于2021年CHINET[7]的30.0%，文献报道MRSA菌血症病死率较MSSA明显提升[8]，MRSA的抗感染治疗选择药物也相对较少，2021年上海市仍未检出万古霉素和利奈唑胺耐药的金黄色葡萄球菌,已有少数利奈唑胺耐药凝固酶阴性葡萄球菌。2021年仅检出0.1%的万古霉素耐药屎肠球菌,粪肠球菌未见,有不足2.0%的肠球菌出现对利奈唑胺敏感性下降。2021年上海市儿童株和成人株PRSP检出率均不足2.0%,实验室对于苯唑西林纸片法抑菌圈直径≤19 mm的肺炎链球菌仍需另外测定青霉素的MIC,以判定青霉素的敏感性(敏感、中介或耐药)。

2021年大肠埃希菌、肺炎克雷伯菌和奇异变形杆菌对第三代头孢菌素头孢噻肟(或头孢曲松)耐药株的检出率分别为52.5%、45.9%和49.7%,较2020年[5]略有下降。目前CLSI文件和监测网技术方案已不再规定微生物实验室常规进行ESBL的检测并报告,由于国内上述细菌主要产生水解头孢噻肟(或头孢曲松)的CTX-M型ESBL,有文献报道[9]可采用细菌对头孢噻肟(或头孢曲松)的耐药率来反映细菌产生的ESBL。

目前全球各界关注的重要问题之一是碳青霉烯类耐药革兰阴性杆菌的流行播散。2021年监测结果显示,11 164株碳青霉烯类耐药肠杆菌目细菌中,主要菌种是肺炎克雷伯菌(77.1%)和大肠埃希菌(9.7%);CRPA和鲍曼不动杆菌检出率分别为24.5%和57.5%。该类菌株往往表现为广泛耐药甚至全耐药,使临床的抗感染治疗面临无药可用的困境,实验室常规药敏试验结果显示往往仅对替加环素(铜绿假单胞菌天然耐药)、多黏菌素(黏菌素和多黏菌素B)和头孢他啶/阿维巴坦敏感,为应对此类广泛耐药细菌所致感染,实验室需要积极与临床沟通,及时并积极开展多黏菌素、替加环素和头孢他啶/阿维巴坦的药敏试验[10]。头孢他啶/阿维巴坦作为新型酶抑制剂合剂已于2019年在中国大陆上市,用于治疗成人复杂性腹腔内感染、复杂性尿路感染和肾脏感染(肾盂肾炎)。主要针对头孢他啶/阿维巴坦敏感的肺炎克雷伯菌、阴沟肠杆菌、大肠埃希菌、奇异变形杆菌和铜绿假单胞菌引起的感染,尤其是CRE菌株。本次检测结果显示,其对大多肠杆菌目细菌和铜绿假单胞菌的敏感率均超过90.0%(90.3%~97.5%),具有优异的体外抗菌活性。值得注意的是,头孢他啶/阿维巴坦不能覆盖产金属碳青霉烯酶［以新德里金属β-内酰胺酶（NDM）为主］的CRE菌株，另外不同地区、医疗机构、不同患者碳青霉烯酶亦存在很大差异。因此，建议实验室采用CLSI推荐的改良碳青霉烯灭活试验（mCIM试验）和EDTA碳青霉烯灭活试验（eCIM试验）、酶抑制剂增强试验、酶免疫层析技术或荧光定量聚合酶链反应（PCR）方法对临床碳青霉烯类耐药菌株进行碳青霉烯酶基因型检测[11]，为临床应用头孢他啶/阿维巴坦提供实验室重要依据。随着头孢他啶/阿维巴坦等新型酶抑制剂合剂在临床的应用，国内外已陆续报道有肺炎克雷伯菌碳青霉烯酶（KPC）新亚型的菌株对头孢他啶/阿维巴坦耐药的病例[12]，给临床抗感染治疗和微生物实验室检测工作带来了挑战。

微生物耐药是当今全社会广泛关注的重要问题，近年来国家不断加强管控工作以积极应对，持续提升临床合理用药水平。2021年4月国家卫生健康委医政医管局发布《国家卫生健康委关于进一步加强抗微生物药物管理遏制耐药工作的通知》[13]，指出要进一步增加细菌耐药监测网入网医疗机构数量，二级以上综合医院应当全部加入，同时鼓励其他二级以上医疗机构入网。根据上海市专家组历年督导检查的经验，做好监测工作离不开本单位领导的支持。微生物专业等相关工作人员应当利用信息化手段加强数据收集、统计和分析，加强监测并进行持续评估，以期未来能采取更有针对性的干预措施提高用药水平，遏制细菌耐药。通知同时提出要试点开展抗微生物药物体外敏感性研究，逐步建立我国抗微生物药物敏感性试验标准体系，提高临床科学精准用药率。

四、资讯分享：耐药监测数据
在线平台CHINET数据云

我国第一个细菌真菌耐药监测数据在线共享平台CHINET数据云由

复旦大学附属华山医院抗生素研究所负责开发,其目的在于分享更新的细菌真菌耐药监测数据,提升耐药监测数据的使用效率,为临床抗菌药物的合理使用提供及时的参考依据。目前CHINET数据云有电脑端和移动端,访问方式如下:

1. 电脑端:www.chinets.com

电脑端内容包含2005—2021年CHINET最新数据,以及2021年上海市细菌真菌耐药监测网数据(图1-1)。点击系统页面中的抗菌药物名称、细菌名称以及菌属名称,均可自动生成相应的细菌真菌耐药监测数据图(图1-2)。

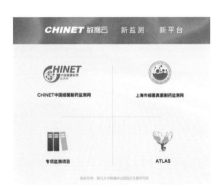

图1-1　CHINET数据云平台首页

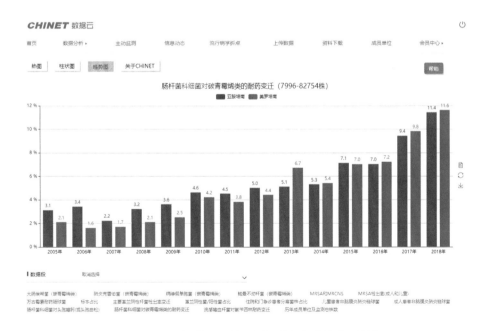

图1-2　以肠杆菌目细菌为例,系统生成的监测数据

2. 移动端

扫描以下二维码（图1-3），点击链接即可进入数据云移动端。点击页面中的抗菌药物或细菌名称或菌属名称，系统即可自动生成相应的细菌真菌耐药监测数据图。

图1-3　CHINET中国细菌耐药监测网
公众微信号二维码

监测结果报告执笔人：杨洋，郭燕，吴湜，尹丹丹，

韩仁如，丁丽，蒋晓飞，朱德妹，胡付品

上海市细菌真菌耐药监测网

参考文献

1. CLSI. *Performance standards for antimicrobial susceptibility testing*［S］. 31th ed, CLSI supplement M100. Wayne, PA: Clinical and Laboratory Standards Institute; 2021.

2. U.S. Food and Drug Administration. FDA-Identified Interpretive Criteria. https://www.fda.gov/drugs/development-resources/tigecycline-injection-products.

3. EUCAST. European Committee on Antimicrobial Susceptibility Testing 2021. https://www.eucast.org/ast_of_bacteria/previous_versions_of_documents/.

4. Centers for Disease Control and Prevention. Healthcare-associated Infections (HAI); Disease and Organisms; Carbapenem-resistant Enterobacterales (CRE_. https://www.cdc.gov/hai/organisms/cre/cre-clinicians.html#WhatAreCRE.

5. 杨洋，郭燕，吴湜，等.细菌耐药监测报告.上海市细菌耐药、抗菌药物应用和医院感染监测报告（2020年度）.上海：上海科学技术出版社,2021.

6. 全国细菌耐药监测网（CARSS）.全国细菌耐药监测报告（简要版）. http://www.

carss.cn/Report/Details?aId=808.

7. CHINET数据云.CHINET监测历年MRSA、MRSE、其他MRCNS检出变迁［EB/OL］.［2022-05-28］.http://chinets.com/Data/GermYear.

8. Cosgrove S E, Sakoulas G, Perencevich E N, et al. Comparison of mortality associated with methicillin-resistant and methicillin-susceptible Staphylococcus aureus bacteremia：a meta-analysis［J］. Clin Infect Dis, 2003, 36(1)：53-59.

9. Wang P, Hu F, Xiong Z, et al. Susceptibility of extended spectrum-beta-lactamase-producing Enterobacteriaceae according to the new CLSI breakpoints［J］. J Clin Microbiol, 2011, 49(9)： 3127-3131. DOI: https://doi.org/10.1128/JCM.00222-11

10. 杨启文,马筱玲,胡付品,等.多黏菌素药物敏感性检测及临床解读专家共识［J］.协和医学杂志,2020,11(5)：559-570. DOI：10.3969/j.issn.1674-9081.2020.05.011

11. 喻华,徐雪松,李敏,等.肠杆菌目细菌碳青霉烯酶的实验室检测和临床报告规范专家共识［J］.中国感染与化疗杂志,2020,20(6)：671-680. DOI：10.16718/j.1009-7708.2020.06.015

12. Shi Q,Yin D, Han R, et al. Emergence and recovery of ceftazidime-avibactam resistance in blaKPC-33-harboring Klebsiella pneumoniae sequence type 11 isolates in China［J］. Clin Infect Dis, 2020, 71(Suppl 4): S436-S439. DOI：10.1093/cid/ciaa1521.

13. 国家医政医管局.国家卫生健康委关于进一步加强抗微生物药物管理遏制耐药工作的通知［2022-05-28］. http://www.nhc.gov.cn/yzygj/s7659/202104/7c59c2c5a80f4b468e646c003e14a150.shtml.

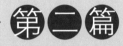

抗菌药物临床应用监测报告

三 网 年 鉴

上海市细菌真菌耐药监测网
上海市抗菌药物临床应用监测网
上海市医院感染防控与监测网

截至2021年年底，共255家医疗机构向上海市抗菌药物临床应用监测网（以下简称"本网"）上报了数据，分别涉及62家三级医疗机构、62家二级医疗机构以及131家社区医疗机构。

从各医疗机构上报数据的完整性与及时性来看，多数医疗机构存在不同程度的缺报、漏报、上报时间延迟等情况。询问相关人员后发现主要有以下原因：一是本网内各家单位的信息员变动率较高、生手多；二是2021年仍处于新冠肺炎疫情影响中，医疗机构的运营受疫情影响仍较大，导致数据上报时间仓促；三是全国抗菌药物临床应用监测网（以下简称"全国监测网"）数据上报系统更新后，信息员无法集中培训，无法正确掌握上报流程。

2021年，根据上海市卫生健康委要求，本网对上海市三级医疗机构、二级医疗机构和社区医疗机构上报的抗菌药物使用数据进行了汇总与分析。

2021年4月17日，上海市卫生健康委《关于上海市第六人民医院等17家医院医院等级评审结果的公示》已将上海市静安区中心医院、上海市闵行区中心医院、上海市浦东医院、上海市浦东新区公利医院、上海市浦东新区人民医院、上海市浦东新区周浦医院、上海市松江区中心医院、上海市同仁医院、上海市徐汇区中心医院这9家医院列入三级乙等综合性医院，故在2021年的监测报告中，以上9家医院的统计数据已被纳入三级医疗机构的统计口径。

一、2021年上海市三级医疗机构
抗菌药物临床使用数据

（一）资料与方法

1. 数据来源与样本抽样方法

数据来源：本网2021年上海市三级医疗机构上报数据。

样本抽样方法：处方，每家医疗机构随机抽取每月16日的成人普通门诊处方和急诊处方各100张，共计12个月；住院病历，每月出院的病例，按手术与非手术分为两组，每组由系统随机抽取15例。

2. 数据分类

上海市三级医疗机构向本网上报数据的共有62家，其中综合性医院有46家，儿科医院有3家，妇科医院有1家，妇幼保健院（中心）有2家，其他类型医院有10家。

数据统计时，对三级综合性医院以及儿科、妇科和妇幼保健院等三级专科医院进行了分类统计，并与全国监测网中的总体数据以及351家中心成员单位医院的数据进行了比较。

以下表格中，"全国"代表全国监测网数据，"中心"代表全国监测网351家中心成员单位医院，"三级"代表上海市所有向本网上报的三级医疗机构的平均值，"综合"是指上海市三级综合性医院，"儿科"是指复旦大学附属儿科医院、上海交通大学医学院附属上海儿童医学中心（上海儿童医学中心）与上海交通大学附属儿童医院（上海市儿童医院），"妇科"是指复旦大学附属妇产科医院，"妇幼"是上海交通大学医学院附属国际和平妇幼保健院（国际和平妇幼保健院）和同济大学附属第一妇婴保健院（上海市第一妇婴保健院）。

（二）结果

1. 门诊处方用药统计

2021年上海市三级医疗机构门诊抗菌药物使用率最低的医院类别是妇幼保健院，为6.38%；最高的是儿科医院，为18.54%；平均为8.88%（表2-1）。

表2-1　门诊处方用药统计

项　目	全国	中心	三级	综合	儿科	妇科	妇幼
门诊处方用药品种数（种）	2.12	2.01	2.00	2.02	2.17	1.67	1.39
处方用药费（元）	174.94	293.97	310.59	249.80	227.09	213.05	176.03
门诊处方抗菌药物使用率（%）	8.44	6.48	8.88	9.07	18.54	8.17	6.38
门诊使用注射药物百分率（%）	8.33	6.53	5.03	4.55	6.60	3.67	12.00

从统计数据来看，上海市三级医疗机构都达到国家卫生健康委"全国抗菌药物临床应用专项整治活动"制定的目标——门诊处方抗菌药物使用率低于20.00%；其中妇幼保健院明显低于平均水平，而儿科医院的使用率高于平均水平。

2. 急诊处方用药统计

2021年上海市三级医疗机构急诊抗菌药物使用率最低的医院类别是妇幼保健院，为12.13%；最高的是儿科医院，为46.69%；平均为31.70%（表2-2）。

表2-2　急诊处方用药统计

项　目	全国	中心	三级	综合	儿科	妇科	妇幼
急诊处方用药品种数（种）	2.28	2.19	2.61	2.56	3.09	1.16	1.47
处方用药费（元）	95.54	129.12	179.16	182.71	138.78	60.98	69.28
急诊处方抗菌药物使用率（%）	19.17	19.40	31.70	30.78	46.69	28.29	12.13
急诊使用注射药物百分率（%）	38.36	47.10	45.37	47.41	21.98	7.57	26.13

根据国家卫生健康委的要求，三级综合性医院急诊患者的抗菌药物使用率低于40.00%，儿科医院低于50.00%，妇产科医院以及妇幼保健院低于20.00%。表2-2中，本网监测统计数据显示，妇科医院的抗菌药物使用率高于国家卫生健康委的标准。

3. 住院患者抗菌药物使用率

2021年上海市三级医疗机构住院患者抗菌药物使用率最低的医院类别是妇科医院，为16.85%；最高的是妇幼保健院，为51.32%；平均为32.84%。手术组抗菌药物使用率平均为47.31%；非手术组抗菌药物使用率平均为17.74%，手术组抗菌药物使用率明显高于非手术组（表2-3）。

表2-3　住院患者抗菌药物使用率（%）

项　　目	全国	中心	三级	综合	儿科	妇科	妇幼
抗菌药物使用百分率	39.10	34.58	32.84	32.82	42.47	16.85	51.32
手术组抗菌药物使用率	—	—	47.31	47.65	51.02	26.11	60.00
非手术组抗菌药物使用率	—	—	17.74	19.43	36.11	0.56	6.39

注："—"表示数据缺失

由表2-3可见，上海市三级医疗机构都达到了国家卫生健康委对于三级医疗机构住院患者抗菌药物使用率低于60.00%的要求。

4. 住院病例抗菌药物用药疗程和使用品种数

2021年上海市三级医疗机构住院患者抗菌药物平均使用天数最短的医院类别是妇科医院，为0.59 d；平均为3.81 d。手术组的平均用药时间比非手术组短。住院患者抗菌药物使用品种数最多的是儿科医院，为1.50种；平均为1.29种（表2-4）。

5. 抗菌药物联合用药情况

2021年上海市三级医疗机构住院患者抗菌药物联合用药率最低的医院类别是妇幼保健院，为8.99%；最高的是儿科医院，为28.12%；平均为20.64%。手术组为14.21%，非手术组为27.31%（表2-5）。

表 2-4 住院患者用药疗程和用药品种数

项　目	全国	中心	三级	综合	儿科	妇科	妇幼
抗菌药物平均使用天数（d）	4.39	4.06	3.81	3.94	4.96	0.59	1.50
手术组抗菌药物平均使用天数（d）	—	—	2.74	2.86	3.35	0.59	1.26
非手术组抗菌药物平均使用天数（d）	—	—	6.54	6.52	7.16	0.08	3.43
抗菌药物平均使用品种数（种）	1.24	1.26	1.29	1.28	1.46	1.23	1.29
手术组抗菌药物平均使用品种数（种）	—	—	1.24	1.23	1.27	1.24	1.28
非手术组抗菌药物平均使用品种数（种）	—	—	1.44	1.40	1.72	0.08	1.17

注："—"表示数据缺失

表 2-5 住院患者抗菌药物联合用药率（%）

项　目	全国	中心	三级	综合	儿科	妇科	妇幼
抗菌药物联合用药率	19.92	18.38	20.64	20.13	28.12	26.95	8.99
手术组联合用药率	—	—	14.21	13.86	15.88	41.32	7.31
非手术组联合用药率	—	—	27.31	25.78	37.42	0.00	20.83

注："—"表示数据缺失

6. 围术期抗菌药物使用情况

手术预防用药只统计Ⅰ类切口手术。2021年，上海市三级医疗机构Ⅰ类切口手术预防用药率平均为28.77%；手术抗菌药物平均天数为0.76 d；术前0.5～2.0 h给药百分比为72.47%；预防用药联合使用率为4.89%（表2-6）。

表 2-6 围术期Ⅰ类切口手术抗菌药物用药情况

项　目	全国	中心	三级	综合	儿科	妇科	妇幼
预防使用抗菌用药使用率（%）	32.78	35.69	28.77	30.50	36.50	7.73	5.70
手术抗菌药物平均天数（d）	1.13	1.15	0.76	0.70	2.09	0.17	0.07
术前0.5～2.0 h给药百分比（%）	59.77	68.68	72.47	68.82	89.24	33.33	25.00
预防使用抗菌用药联合使用率（%）	6.33	5.65	4.89	5.17	5.92	10.53	2.71

7. 抗菌药物累计DDD数（DDDs）

DDDs，即累计DDD数，是某种药物的年消耗量除以该药的DDD值后的结果。各类抗菌药物DDDs见表2-7，各种抗菌药物DDDs见表2-8。

表 2-7　各类抗菌药物 DDDs

药品类别	DDDs
三代头孢菌素	1 665 994.83
二代头孢菌素	1 586 743.34
喹诺酮类	1 313 389.01
碳青酶烯类	556 339.17
硝基咪唑类	543 484.72
头孢菌素类+酶抑制剂	537 615.80
抗真菌药	526 861.15
一代头孢菌素	489 027.37
青霉素类+酶抑制剂	450 996.32
青霉素类	309 583.54
大环内酯类	222 084.91
糖肽类	209 981.83
四代头孢菌素	201 773.10
其他β-内酰胺类	186 007.43
四环素类	155 363.45
磷霉素类	154 768.09
氨基糖苷类	152 086.26
其他类	129 338.58
磺胺类药及增效剂	93 825.67
林可胺类	72 000.78
青霉素类复方制剂	2 581.00
β-内酰胺酶抑制剂	1 589.70

表 2-8　各种抗菌药物 DDDs

药品名称	DDDs
左氧氟沙星	988 856.26
头孢呋辛	960 685.13
头孢哌酮/舒巴坦	516 307.04
头孢唑林	412 214.22
头孢他啶	382 278.70
美罗培南	329 623.59
头孢曲松	325 745.48
哌拉西林/他唑巴坦	306 086.88
头孢唑肟	303 657.61
莫西沙星	294 851.00
头孢米诺	248 521.33
奥硝唑	239 314.45
头孢美唑	226 448.93
氟康唑	217 060.68
头孢吡肟	200 641.10
甲硝唑	181 596.27
头孢西丁	167 001.62
头孢克洛	166 211.53
阿奇霉素	158 047.86
万古霉素	150 972.43
拉氧头孢	147 745.13
头孢替安	146 987.54
亚胺培南/西司他丁	142 496.08
伏立康唑	131 936.23

（续表）

药品名称	DDDs
头孢克肟	118 630.95
替加环素	103 941.15
利奈唑胺	102 390.32
磷霉素	97 603.69
卡泊芬净	93 199.04
比阿培南	81 651.33
头孢噻肟	76 581.30
头孢丙烯	72 679.73
克林霉素	72 000.78
氟氯西林	71 413.70
吗啉硝唑	66 533.25
青霉素	63 529.07
复方磺胺甲噁唑	59 912.20
庆大霉素	58 430.93
磷霉素氨丁三醇	57 164.40
氨苄西林	56 258.23
左旋奥硝唑	56 040.75
美洛西林/舒巴坦	54 152.29
头孢拉定	48 168.08
阿莫西林/克拉维酸	42 660.52
克拉霉素	41 061.28
依替米星	38 534.00
氨曲南	38 262.30
磺苄西林	37 849.40

（续表）

药品名称	DDDs
磺胺甲噁唑	33 913.48
替考拉宁	32 825.25
阿米卡星	32 142.67
头孢地尼	31 737.85
多西环素片	31 673.70
苯唑西林	28 377.75
伊曲康唑	27 245.20
米卡芬净	23 817.50
异帕米星	22 516.30
阿莫西林	21 466.91
氨苄西林/舒巴坦	20 881.66
泊沙康唑	20 748.00
头孢硫脒	19 462.67
呋喃妥因	18 835.78
美洛西林	17 045.83
哌拉西林/舒巴坦	16 525.74
米诺环素	16 259.85
头孢曲松/舒巴坦	13 739.55
多黏菌素B	13 646.23
头孢孟多	13 321.50
红霉素	12 804.43
去甲万古霉素	10 912.10
帕珠沙星	10 755.20
阿莫西林/舒巴坦	10 587.00

（续表）

药品名称	DDDs
头孢哌酮	10 396.00
奈诺沙星	8 931.40
环丙沙星	8 755.95
头孢西酮	7 985.95
达托霉素	7 979.82
罗红霉素	5 795.35
阿洛西林	5 710.17
哌拉西林	5 598.75
头孢他啶/阿维巴坦	4 749.08
两性霉素B脂质体	4 557.91
两性霉素B	4 031.56
氟胞嘧啶	3 905.37
四环素	3 488.75
地红霉素	3 291.90
氨苄西林/氯唑西林	2 581.00
厄他培南	2 367.50
多黏菌素E	1 625.82
舒巴坦	1 589.70
阿莫西林	1 449.67
头孢咪唑	1 444.00
头孢曲松/他唑巴坦	1 409.50
头孢哌酮/他唑巴坦	1 273.88
诺氟沙星	1 183.70
头孢匹罗	1 132.00
头孢羟氨苄	10 93.13
乙酰麦迪霉素	711.90

（续表）

药品名称	DDDs
苄星青霉素	626.45
头孢尼西	409.00
奈替米星	374.86
氯唑西林	257.63
环酯红霉素	249.61
法罗培南	200.68
制霉菌素	197.67
特比奈芬	162.00
头孢噻肟/舒巴坦	136.75
夫西地酸	123.67
替卡西林/克拉维酸	102.23
头孢氨苄	91.25
链霉素	87.50
琥乙红霉素	83.89
西他沙星	55.50
交沙霉素	38.70
头孢噻吩	11.25
利福霉素	9.00
头孢匹林	0.50
头孢替唑	0.33

由表2-7可见，在各类抗菌药物DDDs排行中，前5位分别为三代头孢菌素、二代头孢菌素、喹诺酮类、碳青霉烯类和硝基咪唑类。由表2-8可见，用量较大的单个抗菌药物依次为左氧氟沙星、头孢呋辛、头孢哌酮/舒巴坦、头孢唑林、头孢他啶等。

8. 抗菌药物使用强度

由表2-9可见，上海市三级医疗机构的抗菌药物使用强度明显高于全国平均水平。上海市三级医疗机构收治全国各地患者，尤其危重患者为多，应该是其抗菌药物使用强度高的主要原因。

表 2-9　抗菌药物使用强度

项　目	全国	中心	三级
抗菌药物使用强度	38.93	41.16	47.59

二、2021年上海市二级医疗机构抗菌药物临床使用数据

（一）资料与方法

1. 数据来源与样本抽样方法

数据来源：本网2021年上海市二级医疗机构上报数据。

样本抽样方法：处方，每家医疗机构随机抽取每月16日的成人普通门诊处方100张，共计12个月；住院病历，每月出院的病例，按手术与非手术分为两组，每组由系统随机抽取15例。

2. 数据剔除方法

按本网的统计规则，未能按要求完整填报的个别单位，剔除。

3. 数据分类

上海市二级医疗机构向本网上报数据的共62家，其中综合性医院39家，妇幼保健院（中心）6家，中医医院12家，其他类型医院5家。

数据统计时，将上海市所有向本网上报的二级医疗机构〔二级综合性医院、妇幼保健院（中心）及中医专科医院等二级专科医院〕进行了分类

统计,同时与全国监测网数据、全国监测网中心成员单位192家医院的数据进行了比较。

以下的表格中,"全国"代表全国监测网数据,"中心"代表全国监测网中心成员单位192家医院(均为三级医疗机构),"二级"代表上海市所有向本网上报的二级医疗机构的平均值,"综合"是上海市二级综合性医院;"妇幼"指上海市二级妇幼保健院;"中医"指上海市二级中医医院。

(二)结果

1. 门诊处方用药统计

2021年上海市二级医疗机构门诊抗菌药物使用率平均为8.82%,与全国平均水平的8.44%基本持平。从门诊抗菌药物使用率来看,上海市二级医疗机构都能达到国家卫生健康委的目标,即门诊处方抗菌药物使用率低于20.00%(表2-10)。

表 2-10　门诊处方用药统计

项　　目	全国	中心	二级	综合	妇幼	中医
门诊处方用药品种数(种)	2.12	2.01	2.01	2.07	1.69	1.95
处方用药费(元)	174.94	293.97	193.20	199.49	174.04	182.92
门诊处方抗菌药物使用率(%)	8.44	6.48	8.82	9.89	8.49	6.29
就诊使用注射药物百分率(%)	8.33	6.53	4.38	5.41	0.84	2.98

2. 急诊处方用药统计

2021年上海市二级医疗机构急诊抗菌药物使用率平均为29.74%,其中,急诊处方抗菌药物使用率最低的医院类别是妇幼保健院,为5.56%;最高的是综合医院,为30.46%。上海市二级医疗机构都能达到国家卫生健康委的此项要求(表2-11)。

表 2-11　急诊处方用药统计

项　目	全国	中心	二级	综合	妇幼	中医
急诊处方用药品种数（种）	2.28	2.19	2.50	2.53	1.11	2.41
处方用药费（元）	95.54	129.12	174.65	178.54	78.57	160.36
急诊处方抗菌药物使用率（%）	19.17	19.40	29.74	30.46	5.56	27.21
就诊使用注射药物百分率（%）	38.36	47.10	49.14	53.01	9.96	34.25

3. 住院病例抗菌药物使用率

2021年上海市二级医疗机构住院患者抗菌药物使用率最低的医院类别是中医医院，为31.76%；最高的是妇幼保健院，为42.87%；平均为34.87%，略低于全国平均水平的39.10%。上海市二级医疗机构都达到了国家卫生健康委对二级医疗机构住院患者抗菌药物使用率低于60.00%的要求（表2-12）。

表 2-12　住院患者抗菌药物使用情况（%）

项　目	全国	中心	二级	综合	妇幼	中医
抗菌药物使用百分率	39.10	34.58	34.87	35.50	42.87	31.76
手术组抗菌药物使用率	—	—	52.50	53.19	48.89	51.78
非手术组抗菌药物使用率	—	—	23.43	25.06	8.89	24.04

注："—"表示数据缺失

4. 住院病例抗菌药物用药疗程和使用品种数

2021年上海市二级医疗机构住院患者抗菌药物平均使用天数最短的医院类别是妇幼保健院，为1.55 d；最长的是中医医院，为5.19 d；平均为4.69 d。手术组的平均用药时间比非手术组短。住院患者抗菌药物使用品种数平均为1.29种（表2-13）。

表 2-13　住院患者用药疗程和用药品种数

项　目	全国	中心	二级	综合	妇幼	中医
抗菌药物平均使用天数（d）	4.39	4.06	4.69	4.81	1.55	5.19
手术组抗菌药物平均使用天数（d）	—	—	3.08	3.54	1.18	2.32
非手术组抗菌药物平均使用天数（d）	—	—	8.01	7.45	4.08	9.90
抗菌药物平均使用品种数（种）	1.24	1.26	1.29	1.26	1.38	1.35
手术组抗菌药物平均使用品种数（种）	—	—	1.23	1.19	1.41	1.32
非手术组抗菌药物平均使用品种数（种）	—	—	1.40	1.40	1.12	1.41

注："—"表示数据缺失

5. 抗菌药物联合用药情况

2021年上海市二级医疗机构住院患者抗菌药物联合用药率最低的医院类别是综合医院，为23.13%；最高的是妇幼保健院，为30.26%；平均为24.04%。手术组抗菌药物联合用药率为19.78%，非手术组为26.87%，提示治疗用抗菌药物联用较多（表2-14）。

表 2-14　住院患者抗菌药物联合用药率（%）

项　目	全国	中心	二级	综合	妇幼	中医
抗菌药物联合用药率	19.92	18.38	24.04	23.13	30.26	27.32
手术组联合用药率	—	—	19.78	15.44	32.59	29.72
非手术组联合用药率	—	—	26.87	27.74	17.87	26.43

注："—"表示数据缺失

6. 围术期抗菌药物使用情况

手术预防用药只统计Ⅰ类切口手术，Ⅰ类切口手术预防用药率为33.23%。Ⅰ类切口手术平均预防用药时间为22.32 h。手术预防用药时机方面，Ⅰ类切口手术术前0.50～2.00 h给药百分比为63.11%。Ⅰ类切口手术预防用药联合使用率为4.60%（表2-15）。

表 2-15　围术期抗菌药物用药情况

项　目	全国	中心	二级	综合	妇幼	中医
预防使用抗菌用药使用率（%）	32.78	35.69	33.23	35.22	18.47	20.72
手术抗菌药物平均天数（d）	1.13	1.15	0.93	1.03	0.35	0.25
术前0.5～2.0 h给药百分比（%）	59.77	68.68	63.11	63.00	37.50	72.62
预防使用抗菌用药联合使用率（%）	6.33	5.65	4.60	4.68	14.09	1.88

7. 抗菌药物DDDs

2021年上海市二级医疗机构中各类抗菌药物DDDs统计中占据前5位的分别为三代头孢菌素、二代头孢菌素、喹诺酮类、硝基咪唑类和青霉素类抗菌药物（表2-16）。各种抗菌药物用量较大的抗菌药物依次为左氧氟沙星、头孢唑肟、头孢呋辛、头孢他啶、头孢曲松等（表2-17）。

表 2-16　各类抗菌药物 DDDs

药品类别	DDDs
三代头孢菌素	561 752.36
二代头孢菌素	341 698.85
喹诺酮类	335 643.03
硝基咪唑类	142 894.61
青霉素类	88 541.54
一代头孢菌素	85 143.63
碳青酶烯类	82 036.79
四代头孢菌素	62 967.06
大环内酯类	61 807.49
青霉素类+酶抑制剂	54 742.08
其他β-内酰胺类	47 997.38
头孢菌素类+酶抑制剂	47 459.13

（续表）

药品类别	DDDs
抗真菌药	43 808.11
氨基糖苷类	42 761.80
林可胺类	23 391.40
糖肽类	19 930.00
四环素类	17 089.00
磷霉素类	16 070.75
其他类	9 666.94
磺胺类药及增效剂	3 733.67
青霉素类复方制剂	169.33

表 2-17　各种抗菌药物 DDDs

药品名称	DDDs
左氧氟沙星	267 630.28
头孢唑肟	188 239.19
头孢呋辛	157 555.73
头孢他啶	110 702.88
头孢曲松	78 556.55
奥硝唑	77 695.58
头孢唑林	74 042.37
头孢西丁	65 115.08
头孢吡肟	61 767.31
头孢替安	59 880.94
美罗培南	57 988.92
莫西沙星	52 468.30

（续表）

药品名称	DDDs
甲硝唑	50 898.78
头孢克洛	49 525.76
头孢克肟	48 882.75
头孢美唑	47 948.35
头孢哌酮/舒巴坦	46 517.13
阿奇霉素	42 343.00
头孢噻肟	34 700.75
头孢米诺	31 128.56
氨苄西林	30 505.58
拉氧头孢	28 975.50
头孢丙烯	26 788.08
依替米星	24 197.20
氟康唑	23 602.65
克林霉素	23 391.40
美洛西林	20 213.42
哌拉西林/他唑巴坦	19 269.69
氨曲南	19 021.88
美洛西林/舒巴坦	17 003.75
亚胺培南/西司他丁	16 544.13
庆大霉素	14 209.77
克拉霉素	13 292.00
伏立康唑	13 025.88
万古霉素	12 259.50
氟氯西林	11 529.88

（续表）

药品名称	DDDs
替加环素	10 699.00
磷霉素	10 638.75
阿莫西林/克拉维酸	10 600.15
青霉素	8 528.27
帕珠沙星	8 045.20
阿莫西林	7 669.68
比阿培南	7 455.75
替考拉宁	7 140.00
头孢拉定	7 036.05
利奈唑胺	5 781.33
磷霉素氨丁三醇	5 432.00
左旋奥硝唑	5 376.50
多西环素	5 316.00
哌拉西林/舒巴坦	4 962.99
环丙沙星	4 573.50
硝呋太尔	4 550.00
吗啉硝唑	4 331.50
磺苄西林	4 304.00
呋喃妥因	3 880.25
阿米卡星	3 790.12
复方磺胺甲噁唑	3 326.67
环酯红霉素	3 169.54
阿洛西林	3 043.50
罗红霉素	2 659.40

（续表）

药品名称	DDDs
头孢地尼	2 566.85
卡泊芬净	2 512.80
伊曲康唑	2 326.00
米卡芬净	2 095.00
阿莫西林/舒巴坦	1 885.50
头孢哌酮	1 859.75
头孢羟氨苄	1 846.25
头孢硫脒	1 701.33
氧氟沙星	1 550.50
诺氟沙星	1 343.25
哌拉西林	1 269.14
头孢匹罗	1 199.75
氨苄西林/舒巴坦	1 020.00
头孢噻肟/舒巴坦	924.50
苯唑西林	639.50
米诺环素	592.50
奈替米星	527.71
四环素	481.50
头孢氨苄	445.13
磺胺甲噁唑	407.00
去甲万古霉素	346.50
普鲁卡因/青霉素	320.00
苄星青霉素	264.58
阿莫西林	254.00

（续表）

药品名称	DDDs
红霉素	208.55
多黏菌素 B	184.00
阿莫西林/氟氯西林	169.33
特比奈芬	96.00
氟胞嘧啶	88.50
地红霉素	87.00
头孢匹林	72.50
乙酰麦迪霉素	48.00
厄他培南	48.00
两性霉素 B	42.71
替硝唑	42.25
异帕米星	37.00
奈诺沙星	32.00
头孢他啶/阿维巴坦	17.50
泊沙康唑	14.00
达托霉素	5.36
两性霉素 B 脂质体	4.57

8. 抗菌药物使用强度

表 2-18　抗菌药物使用强度

项　目	全国	中心	二级
抗菌药物使用强度	38.93	41.16	42.20

由表 2-18 可见，2021 年上海市二级医疗机构的抗菌药物使用强度明显高于全国平均水平。

三、2021年上海市社区医疗机构
抗菌药物临床使用数据

（一）资料与方法

1. 数据来源与样本抽样方法

数据来源：本网2021年社区医疗机构上报数据。

样本抽样方法：抗菌药物处方相关信息统计中涉及随机抽样的，以每家社区医疗机构3月、6月、9月、12月规定时间段内（5 d）总处方数为基础，每个月每家医疗机构各随机抽取成人普通门诊处方100张，全年共计400张/家。

2. 数据剔除

未能按本网要求完整填报的；填报数据错误的。

（二）结果

1. 社区医疗机构基本情况调查

2021年社区医疗机构基本情况调查表有效数据上报131家，基本情况数据显示，医疗收入920 845.74万元，药品收入633 778.16万元，药品收入占医疗收入的68.83%。在药品收入中，西药和抗菌药物使用金额分别占59.10%和1.93%。16个区级统计机构中，药占比最大为80.76%，最小为57.57%；抗菌药物使用金额占药品收入最大为3.39%，最小为1.01%。一般西药和抗菌药物在医疗机构各部门的使用比例见图2-1和图2-2。

2. 社区医疗机构门诊处方用药信息

2021年社区医疗机构门诊处方用药信息表有效数据上报123家。处方相关数据显示，平均用药品种数为2.08种，抗菌药物使用比率为3.21%；

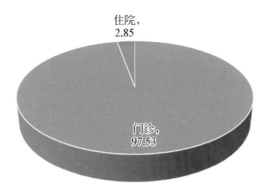

图2-1　西药在社区医疗机构住院与门诊使用金额比例（%）

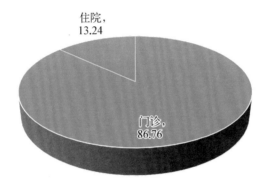

图2-2　抗菌药物在社区医疗机构各部门使用金额比例（%）

处方金额平均为166.59元，含抗菌药物的处方金额平均为151.90元；抗菌药物和注射剂使用率分别为6.50%和4.13%。各项数据最大值和最小值见表2-19。

表 2-19　社区医疗机构门诊处方统计指标（%）

项　目	最大值	最小值	平均值
抗菌药物使用比率	4.97	1.98	3.21
抗菌药物使用率	9.93	4.55	6.50
注射剂使用率	9.14	2.19	4.13

3. 社区医疗机构抗菌药物使用信息

受新冠肺炎疫情影响，上海16个区中某些区的社区医疗机构承担大量抗疫工作，未能按时上报统计数据，不予陈列。

（1）社区医疗机构门诊抗菌药物使用信息：门诊抗菌药物相关统计数据中，就诊人次上报有效数据127家。127家社区医疗机构门诊就诊总人次为3 058.25万人次，各区平均就诊人次为278.02万人次，各社区医疗机构平均就诊人次为24.08万人次。127家社区医疗机构门诊抗菌药物DDDs为12 470 483.34。这127家社区医疗机构分布于上海市11个区，表2-20以区级统计机构为单位，按就诊人次数和DDDs两个指标进行了排名。

表2-20　127家社区医疗机构按所属区统计的门诊抗菌药物指标排名

区级统计机构代码	就诊人次数（人次）	就诊人次排名	DDDs	排名
A	6 490 417	1	2 484 549.19	1
B	3 373 385	3	1 469 039.02	2
C	4 206 741	2	1 402 829.16	3
D	2 733 847	5	1 188 051.67	4
E	1 930 063	8	1 106 811.99	5
F	2 274 633	6	1 060 741.52	6
G	3 318 146	4	1 059 226.54	7
H	1 706 723	9	903 540.97	8
I	2 236 315	7	775 406.95	9
J	1 533 360	10	687 839.68	10
K	778 888	11	332 446.66	11

注：部分区的社区医疗机构因承担大量新冠肺炎疫情抗疫工作，未能按时上报统计数据；代码与区名无对应关系

抗菌药物剂型选择方面,门诊口服和注射制剂的抗菌药物DDDs分别为12 057 297.49和413 185.85。在16类抗菌药物中,二代头孢菌素、氟喹诺酮类和硝基咪唑类DDDs排名居前3位,占16类抗菌药物DDDs总数的72.47%(表2-21)。

表 2-21　127家社区医疗机构门诊各类抗菌药物 DDDs

抗菌药物类别	DDDs
二代头孢菌素	4 526 240.95
喹诺酮类	3 098 410.65
硝基咪唑类	1 413 043.10
大环内酯类	1 349 306.73
一代头孢菌素	1 140 657.58
林可胺类	287 993.17
三代头孢菌素	284 352.01
青霉素类	140 261.15
青霉素类+酶抑制剂	133 153.98
磷霉素类	84 528.33
氨基糖苷类	4 928.27
硝基呋喃类	4 675.00
抗真菌药	1 484.50
四环素类	1 220.00
其他β-内酰胺类	119.92
磺胺类	108.00
合计	12 470 483.34

在各种抗菌药物品种中,头孢克洛、左氧氟沙星和甲硝唑在抗菌药物DDDs中排名居前3位,占全部抗菌药物DDDs的57.86%(表2-22)。

表 2-22　127 家社区医疗机构门诊各种抗菌药物 DDDs

药品名称	DDDs
头孢克洛	2 948 636.33
左氧氟沙星	2 852 644.90
甲硝唑	1 413 833.10
头孢呋辛	1 097 397.00
阿奇霉素	707 482.26
头孢拉定	591 389.50
头孢丙烯	473 758.00
克林霉素	287 993.17
克拉霉素	271 040.17
头孢克肟	248 604.75
头孢羟氨苄	244 301.75
罗红霉素	239 113.00
诺氟沙星	237 796.50
头孢氨苄	233 393.50
阿莫西林/克拉维酸	133 153.98
红霉素	120 152.25
阿莫西林	108 951.33
磷霉素氨丁三醇	84 528.33
头孢唑林	71 572.83
头孢曲松	23 830.26
苯唑西林	20 982.25
头孢他啶	8 731.00
乙酰麦迪霉素	8 213.33
青霉素	6 662.82

（续表）

药品名称	DDDs
头孢替安	6 449.63
庆大霉素	4 922.67
呋喃妥因	4 675.00
头孢地尼	3 186.00
替硝唑	3 090.00
环酯红霉素	2 831.52
莫西沙星	2 679.00
哌拉西林	2 669.25
环丙沙星	1 410.25
氟康唑	1 246.50
多西环素	1 220.00
氨苄西林	995.50
交沙霉素	322.20
伊曲康唑	238.00
地红霉素	152.00
头孢米诺	117.75
复方磺胺甲噁唑	108.00
依替米星	5.60
拉氧头孢	1.50
头孢西丁	0.67
合计	12 470 483.34

（2）社区医疗机构住院抗菌药物使用信息：85家社区医疗机构数据纳入住院抗菌药物数据，总住院人天数为1 628 606.11，各区平均住院人天数为162 860.61，各社区医疗机构平均住院人天数为19 160.07。住院

抗菌药物 DDDs 为 211 846.79，住院抗菌药物使用强度为 13.01，最大值为 21.54，最小值为 7.31。85 家社区医疗机构数据来源于 10 个区级统计机构（表 2-23）。

表 2-23　85 家社区医疗机构住院抗菌药物统计指标

区级统计机构代码	住院人天数	住院人天数排名	DDDs	DDDs 排名	区使用强度	区使用强度排名
A	101 887.00	7	25 235.73	3	21.54	1
B	282 332.54	3	2 295.17	8	19.73	2
C	11 116.00	9	1 378.85	10	17.27	3
D	187 095.43	5	19 172.40	4	13.29	4
E	26 803.00	8	65 056.25	1	12.77	5
F	120 238.00	6	1 958.04	9	12.40	6
G	323 101.00	2	19 109.03	5	10.25	7
H	10 654.00	10	48 748.48	2	8.11	8
I	235 652.50	4	13 537.27	7	7.81	9
J	329 726.64	1	15 355.58	6	7.31	10

注：部分区的社区医疗机构因承担大量新冠肺炎疫情抗疫工作，未能按时上报统计数据；代码与区名无对应关系

抗菌药物剂型选择方面，社区医疗机构住院患者注射剂型抗菌药物 DDDs 是口服剂型的 1.18 倍。在 14 类抗菌药物类别中，氟喹诺酮类、二代头孢菌素和三代头孢菌素类抗菌药物 DDDs 排名居前 3 位，占 14 类抗菌药物 DDDs 的 82.33%（表 2-24）。

表 2-24　85 家社区医疗机构住院各类抗菌药物 DDDs

抗菌药物类别	DDDs
喹诺酮类	81 819.55
二代头孢菌素	56 914.06

（续表）

抗菌药物类别	DDDs
三代头孢菌素	35 684.53
一代头孢菌素	13 535.58
大环内酯类	7 982.52
磷霉素类	4 019.33
硝基咪唑类	3 899.73
林可胺类	2 485.35
青霉素类	2 248.59
氨基糖苷类	1 780.93
其他β-内酰胺类	676.54
青霉素类＋酶抑制剂	618.56
磺胺类	150.00
抗真菌类	31.50

在38种抗菌药物中，左氧氟沙星、头孢呋辛和头孢替安在抗菌药物DDDs中排名居前3位，占38种抗菌药物DDDs的63.02%（表2-25）。

表 2-25　85 家社区医疗机构住院各种抗菌药物 DDDs

药品名称	DDDs
左氧氟沙星	78 932.05
头孢呋辛	33 915.56
头孢曲松	20 648.53
头孢克洛	16 675.38
头孢他啶	14 834.50
头孢唑林	11 360.83

（续表）

药品名称	DDDs
阿奇霉素	6 861.27
磷霉素氨丁三醇	4 019.33
甲硝唑	3 899.73
头孢丙烯	3 233.25
头孢替安	3 089.88
克林霉素	2 485.35
头孢拉定	1 532.75
环丙沙星	1 378.00
庆大霉素	1 368.33
莫西沙星	1 069.00
苯唑西林	850.25
青霉素	624.27
阿莫西林/克拉维酸	618.56
红霉素	616.25
头孢美唑	506.88
氨苄西林	433.00
罗红霉素	376.50
依替米星	361.20
头孢羟氨苄	333.00
头孢氨苄	309.00
哌拉西林	261.07
帕珠沙星	232.00
诺氟沙星	208.50
复方磺胺甲噁唑	150.00

（续表）

药品名称	DDDs
头孢唑肟	129.50
克拉霉素	128.50
头孢米诺	99.00
阿莫西林	80.00
头孢地尼	72.00
头孢西丁	70.67
阿米卡星	51.40
氟康唑	31.50
合计	211 846.79

四、2021年上海市抗菌药物临床应用监测讨论

（一）二级医疗机构和三级医疗机构

抗菌药物临床应用面临危重复杂感染性疾病不断增多,细菌耐药性增加、耐药性细菌传播率上升的严峻趋势以及医患相关知识有所缺乏等现状,各医疗机构应高度重视医院耐药状况和医院内感染防控。

近年来,门急诊及住院的抗菌药物使用率、联合用药率和围术期预防用药率已基本稳定且绝大多数医疗机构均能达到专项整治的目标要求,但本市抗菌药物使用强度始终居高不下,与上海市二级医疗机构、三级医疗机构收治外地患者,尤其是危重患者数量多应该有关,当然也不能排除上报数据中还存在出院带药数据混入的情况,要获得正确的患者抗菌药物使用强度,必须剔除出院带药的抗菌药物。

目前在统计住院患者抗菌药物消耗量时,有部分医疗机构的IIIS系统

不能完全剔除出院带药的量，这可能是导致抗菌药物使用强度偏高的原因之一。

2021年，二级医疗机构、三级医疗机构喹诺酮类药物的用量有所下降，三代头孢用量上升明显，头孢菌素类+酶抑制剂类药物用量有小幅增长。二级医疗机构中碳青霉烯类药物用量与2020年基本持平，三级医疗机构还在明显上升，由2020年的排名居第6位上升至2021年的第4位。

（二）社区医疗机构

受到新冠肺炎疫情的影响，许多社区医疗机构药剂科不但要保障周边街镇居民的药品供应，还承担了许多疫情防控工作，例如物资筹备、居家隔离人员宣教、大面积采样时的点位协调、核酸采样工作等。因此，有部分社区医疗机构未能及时上报统计数据。沪监测网工作小组会陆续将上述社区医疗机构的数据收集并进行统计。

从社区医疗机构基本情况调查数据可以看到，2021年药品收入占医疗总收入的68.83%，同比下降5.23个百分点；在药品收入中，抗菌药物使用金额占药品收入的3.39%，同比上升5.76个百分点。

从门诊处方和抗菌药物使用信息中看到，社区医疗机构整体门诊抗菌药物使用率为6.50%，同比下降3.99个百分点。门诊以口服抗菌药物剂型为主，用药频度是注射剂的29.18倍，而住院注射剂的用药频度是口服剂型的1.18倍。

在具体使用的抗菌药物品种方面，头孢克洛在门诊抗菌药物使用强度中位居首位。无论是门诊还是住院，使用频度居高的是左氧氟沙星，其在门诊和住院分别占所有抗菌药物用药频度的22.88%和37.26%，左氧氟沙星在门诊占比与2020年基本持平，在住院同比上升了47.97个百分点，左氧氟沙星在住院的使用频度已连续在5个监测周期内排名第1位，占总用药频度比例也逐年升高，社区医疗机构应密切关注。

　　抗菌药物使用强度是测算住院人群暴露于抗菌药物的广度和深度的一项重要指标，准确反映抗菌药物的消耗情况，可以在不同区域、不同时间区间上进行横向或纵向比较。2021年数据显示上海市社区医疗机构整体抗菌药物使用强度为13.01，与往年相比有明显上升，可能与新冠肺炎疫情有关。

执笔人：张建中，赵婧，沈毅
上海市抗菌药物临床应用监测网

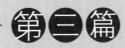

第三篇

医院感染监测与防控报告

三 网 年 鉴

上海市细菌真菌耐药监测网
上海市抗菌药物临床应用监测网
上海市医院感染防控与监测网

上海市院内感染质量控制中心（以下简称"质控中心"）负责上海市医院感染防控与监测网的工作。在上海市卫生健康委和上海市医疗质量控制管理事务中心的领导下，2021年，质控中心针对调研及督查工作发现的问题，对照原国家卫生和计划生育委员会发布的《重症监护病房医院感染预防与控制规范（WST 509—2016）》等规范开展工作，同时调整了督查条款，在常规督查和监测工作的基础上，重点针对培训、督查工作的组织开展、特色工作及常规监测工作等展开。

一、培训开展情况和效果

（一）医院感染管理岗位培训班

受新冠肺炎疫情影响，质控中心于2021年12月仍以线上培训的方式举办岗位培训班，并与学术年会相结合。基础课程1天，学术年会2天，通过培训和年会，参会人员既了解了国家相关规章制度，又获得了国际最新进展资讯。培训人群包括医院感染重点监测部门（如ICU、血液透析室、内镜室、口腔科、消毒供应中心等）负责人和新上岗的医院感染管理专职人员。通过参会，与会人员对医院感染管理提高了认识，理清了思路，更系统地了解了医院感染监测、控制和管理的最新循证证据和国家相关规范要求。质控中心对于达到规定听课时间的与会人员颁发岗位培训证书。

（二）全国学术年会

面对依旧严峻的新冠肺炎疫情，医院承受着巨大的感染风险，因为全球范围内已有多个国家曝出新冠病毒院内感染的案例。一旦暴发新冠病毒聚集性感染，医护、患者、访客都将面临感染新冠病毒的威胁。为进一步加强新冠肺炎疫情常态化管理下的感染防控，提升我国感染控制能力和水平，质控中心根据国内外医院感染学科发展趋势，结合新冠肺炎疫情防控、多重耐药菌医院感染甚至暴发流行的严峻形势，于2021年12月召开了全国学术年会，与会专家进行了线上探讨。本次会议得到了《健康报》的大力支持并进行同步直播，线上观看总人次达20余万。

（三）各类研讨会

为提升上海医疗机构新冠肺炎疫情防控能力，避免医院内感染发生，质控中心组织多场线上培训研讨会，宣传疫情防控先进知识和理念。

二、督查工作的组织开展情况

质控中心根据上海市卫生健康委和上海市医疗质量控制管理事务中心的要求，于2021年6—7月、10—12月，分6组对上海市近140家医疗机构进行了2021年度质控督查，督查内容主要关注新冠肺炎疫情防控措施的落实，包括组织架构、新冠肺炎防控医院管理、手卫生、环境清洁消毒、门诊预检分诊/流调、耳鼻喉科门诊、口腔科门诊、内镜室（消化内镜、气管镜和喉镜）、手术室、发热门诊、新冠肺炎核酸检测聚合酶链式反应（PCR）实验室、核酸采样点、医院感染监测。督查内容结合目前的新冠肺炎疫情流行情况，在常规的基础上进行了调整，重点关注疫情相关防控措施的落实情况和高风险部门。督查中发现各级各类医疗机构对新冠肺炎防控措施的落实执行还存在一定问题，希望进一步加强培训和督导。

2021年质控中心首次将ICU患者多重耐药菌感染的主动筛查纳入医院感染督查条款，推动医疗机构积极开展主动筛查。下半年开展主动筛查的医疗机构较上半年有明显增多。

三、特色工作

（一）"三网联动"工作

上海市为了加强多重耐药菌防控和抗菌药物管理工作,于2017年成立"上海市卫生计生委抗菌药物临床应用与管理专家委员会"(现已更名为"上海市卫生健康委员会抗菌药物临床应用与管理专家委员会"),成员涵盖医政、感染、药学、微生物、医院感染等方面的专家人员,旨在整合上海市抗菌药物监测网、上海市细菌真菌耐药监测网和上海市医院感染防控与监测网"三网"的数据及专家资源,共同推动上海市抗菌药物管理工作。2021年10月,"三网"对上海市40多家医疗机构进行抗菌药物管理及多重耐药菌防控工作评分,并组织专家对其中20家医疗机构进行了现场督导。

（二）降低血管导管相关血流感染

质控中心携手重症、护理等多学科专家于2021年6月16日在复旦大学附属中山医院主办"降低血管内导管相关血流感染发生率多学科专家研讨会",与会专家共同探讨和制定血管内导管相关血流感染防控措施(核查表及督查表),印刷并免费发放了宣传海报。

（三）提高住院患者抗菌药物治疗前病原学送检率

质控中心携手临床微生物、感染、信息等多学科专家于2021年6月15日在复旦大学附属中山医院主办主题为"提高抗菌药物治疗前病原学送检率"的研讨会,共同探讨和制定提高微生物标本送检率的措施,拍摄了宣传视频并印刷了宣传海报免费于全市发放。

（四）牵头撰写《医用超声探头消毒卫生要求》

牵头撰写的《医用超声探头消毒卫生要求》成为上海市地方标准。

（五）科研调查

1. 医院消化内镜生物膜污染及影响因素分析

对复旦大学附属中山医院消化内镜中心130条内镜的生物膜检测显示，10条内镜有生物膜，以铜绿假单胞菌、奥斯陆莫拉菌、嗜麦芽窄食单胞菌、恶臭假单胞菌以及藤黄微球菌等水生细菌最常见。统计分析发现内镜生物膜的形成与过去1周消毒频次密切相关，过去1周内消毒次数小于15次的内镜最容易形成生物膜（表3-1）。

表3-1　内镜生物膜影响因素分析

影响因素	因素分类	培养阴性例数（份）	培养阳性例数（份）	统计量	P 值
内镜类型	奥林巴斯	88	8	1.037	0.861
	富士	14	1		
	宾得（Pentax）	6	1		
	其他	11	1		
使用时长	≤1年	20	1	0.011	0.918
	>1年	100	9		
向生产商借用	否	102	3	14.611	0.001
	是	18	7		
过去1周消毒次数	<15次	27	6	7.106	0.029
	15～30次	54	3		
	>31次	39	1		
内壁划痕[a]	有	10	0	1.436	0.168
	无	27	8		
内壁刺突[a]	有	2	0	/	1.000
	无	35	8		

注：[a] 仅有45条内镜使用便携式内镜管腔器械可视系统完成对刺突和划痕的评估

2. 医院水环境中耐药细菌和耐药基因

对医院门诊区域、普通病房、行政楼和重症监护室的洗手池、拖把清洗和废液倾倒处的水槽孔进行采样，使用质谱仪对细菌进行鉴定并使用数字PCR检测碳青霉烯耐药基因。71份水环境样本，49份（占比69.01%）样本培养出碳青霉烯类耐药细菌，以嗜麦芽窄食单胞菌的检出率最高，为43.66%（31/71），其次为鲍曼不动杆菌（15.49%，11/71）；39份水环境样本可鉴定出至少1种耐药基因，其中 *bla*NDM 检出率显著高于其他3个耐药基因，9份细菌培养阴性样本亦可鉴定出 *bla*KPC 或 *bla*NDM 耐药基因（表3-2和表3-3）。

表 3-2　医院内水环境样本碳青霉烯类耐药细菌鉴定结果

采样地点	采样数（份）	阳性例数（份）	阳性率（%）	细菌类型			
				嗜麦芽窄食单胞菌（份）	鲍曼不动杆菌（份）	肺炎克雷伯菌（份）	其他（份）[a]
ICU	39	29	74.35	16	10	2	6
门诊	11	8	72.72	5	0	0	6
普通病房	16	8	50.00	7	1	0	0
行政	5	5	100.00	3	0	0	2
合计	71	49	69.01	31	11	2	14

注：[a] 包括恶臭假单胞菌、阴沟肠杆菌、豚鼠诺卡菌、乌尔新不动杆菌等

3. 上海市医院感染管理专职人员职称晋升

对上海市364名医院感染管理专职人员进行调查，91.80%为女性，69%专业背景为护理，57.70%当前职称为中级，47.80%从事医院感染工作年限小于5年。具有正高/副高职称的专职人员主要集中在三级医疗机构，专业方向中临床岗位占比高，71.20%的为转岗医院感染管理前获得。83.87%的临床医学专业晋升路线为医师，92.83%的护理专业晋升路线为护师，62.16%的公共卫生专业晋升路线为医师。60.93%的副高职称、53.81%中级职称、48.15%的初级或未定级职称人员认为晋升下一级职称较为困难或非常困难（表3-4和表3-5）。

表 3-3　医院内水环境样本碳青霉烯耐药基因鉴定结果

采样地点	采样数（份）	耐药基因阳性例数（份）	阳性率（%）	耐药基因											
				blaKPC		blaNDM		blaOXA-23		blaOXA-48	
				例数（份）	检出率（%）	例数（份）	检出率（%）	例数（份）	检出率（%）	例数（份）	检出率（%）
ICU	39	23	58.97	6	15.38	23	58.97	6	15.38	5	12.82
门诊	11	3	27.27	0	0.00	2	18.18	0	0.00	1	9.09
普通病房	16	11	68.75	3	18.75	10	62.50	1	6.25	3	18.75
行政	5	2	40.00	2	40.00	2	40.00	0	0.00	0	0.00
合计	71	39	54.93	11	15.49	37	52.11	7	9.86	9	12.68

表 3-4 不同专业背景的专职人员职称晋升路线汇总

晋升路线	临床医学（n=62）		护理（n=251）		公共卫生（n=37）		其他（n=14）	
	人数	构成比（%）	人数	构成比（%）	人数	构成比（%）	人数	构成比（%）
医师	52	83.87	0	0.00	23	62.16	0	0.00
护理	0	0.00	233	92.83	3	8.11	3	21.43
医技	1	1.61	1	0.40	1	2.70	9	64.29
研究或管理	1	1.61	2	0.80	4	10.81	0	0.00
其他或未开通	8	12.90	15	5.98	6	16.22	2	14.29

表 3-5 下一级职称晋升困难度的认知分析

项目 职称	非常低（n=12）		较低（n=29）		一般（n=123）		较难（n=145）		非常难（n=46）	
	人数	构成比（%）	人数	构成比（%）	人数	构成比（%）	人数	构成比（%）	人数	构成比（%）
副高（n=64）	3	25.00	5	17.24	17	13.82	28	19.31	11	23.91
中级（n=210）	6	50.00	18	62.07	73	59.35	86	59.31	27	58.70
初级或未定级（n=81）	3	25.00	6	20.69	33	26.83	31	21.38	8	17.39

4. 上海市医院感染管理人员岗位胜任力研究

上海市564名医院感染管理人员（包含专职与兼职）参与此项调查，主要对感染管理基本认知、基本技能、专业知识、个人品质4个维度35小项的能力进行自评。三级医疗机构在"医院感染定义、医院感染风险、医院感染监测要求、监测指标含义、医院感染暴发定义、耐药菌类型和防控策略、不同传染病传播方式、使用监测平台、独立完成目标性监测、医院感染暴发调查、抗菌药物管理、随访职业暴露人群、应对突然传染事件、建筑布局和改造、感控政策和法规、流行病与统计、临床微生物、抗生素及管理、撰写各类报告、撰写和发表论文"等项目的得分高于二级医疗机构、一级医疗机构和社会办医疗机构，而一级医疗机构和社会办医疗机构各项得分均无差异（表3-6和表3-7）。

表3-6　不同医疗机构感染管理人员基本认知得分

项　目	三级医疗机构（n=203）	二级医疗机构（n=116）	一级医疗机构（n=96）	社会办医疗机构（n=149）	F值	P值
熟悉医院感染定义	8.50 ± 1.50[a]	8.35 ± 1.52[b]	8.24 ± 1.43	7.78 ± 1.80	6.220	0.001
识别医院感染风险	8.22 ± 1.48[a,c]	7.72 ± 1.85	7.66 ± 1.53	7.40 ± 1.86	7.264	0.001
知晓医院感染监测要求	8.30 ± 1.59[a]	8.06 ± 1.91	7.42 ± 1.81	8.02 ± 1.67	5.703	0.001
理解监测指标含义	8.02 ± 1.73[a,c]	7.51 ± 1.86	7.02 ± 1.70	7.04 ± 1.96	10.939	0.001
知晓职业安全防护	8.65 ± 1.64	8.66 ± 1.48	8.24 ± 1.52	8.20 ± 1.63	1.500	0.215
知晓消毒剂类型和适用场景	8.31 ± 1.65	8.32 ± 1.56	8.20 ± 1.48	8.05 ± 1.64	0.946	0.418
不同物品消毒方式	8.40 ± 1.59	8.39 ± 1.52	8.35 ± 1.39	8.38 ± 1.52	0.025	0.995
知晓医院感染暴发定义	7.86 ± 1.76[a,c]	7.63 ± 1.62[b]	7.34 ± 1.41	7.01 ± 1.96	7.249	0.001

（续表）

项 目	三级医疗机构 （ n=203 ）	二级医疗机构 （ n=116 ）	一级医疗机构 （ n=96 ）	社会办医疗机构 （ n=149 ）	F 值	P 值
熟悉耐药菌类型和防控策略	$7.99 \pm 1.77^{a, c, d}$	$7.50 \pm 2.04^{b, e}$	6.53 ± 1.93	6.39 ± 2.23	23.460	0.001
知晓不同传染病传播方式	$8.26 \pm 1.49^{a, c}$	8.06 ± 1.54^{b}	7.74 ± 1.47	7.44 ± 1.81	8.311	0.001

注：ᵃ三级医疗机构和社会办医疗机构有差异；ᵇ二级医疗机构与社会办医疗机构有差异；ᶜ三级医疗机构与一级医疗机构有差异；ᵈ三级医疗机构和二级医疗机构有差异；ᵉ二级医疗机构与一级医疗机构有差异

表 3-7 不同医疗机构感染管理人员专业知识得分情况

项 目	三级医疗机构 （ n=203 ）	二级医疗机构 （ n=116 ）	一级医疗机构 （ n=96 ）	社会办医疗机构 （ n=149 ）	F 值	P 值
熟悉感控政策和法规	$7.87 \pm 1.58^{a, c}$	7.80 ± 1.60^{b}	7.43 ± 1.58	7.27 ± 1.57	5.074	0.002
掌握临床感染学知识	7.25 ± 1.82	7.00 ± 1.87	7.00 ± 1.46	6.86 ± 1.69	1.553	0.200
掌握管理学知识	7.28 ± 1.91	6.99 ± 2.02	6.85 ± 1.49	6.81 ± 1.77	2.241	0.082
掌握流行病与统计	$6.78 \pm 1.99^{a, c, d}$	6.29 ± 2.08	6.23 ± 1.55	5.88 ± 2.01	6.447	0.001
掌握临床微生物知识	$6.35 \pm 2.11^{a, c}$	5.97 ± 2.01	5.82 ± 1.69	5.74 ± 2.07	3.120	0.026
掌握抗生素及管理	$6.68 \pm 2.13^{a, c}$	6.38 ± 1.99	6.06 ± 1.78	6.12 ± 2.42	2.765	0.041
善于撰写各类报告	$6.81 \pm 2.32^{a, c}$	6.56 ± 2.25^{b}	6.14 ± 1.83	5.66 ± 2.29	8.286	0.001
积极撰写和发表论文	$5.50 \pm 2.65^{a, c, d}$	$4.53 \pm 2.87^{b, e}$	3.78 ± 2.68^{f}	2.77 ± 2.80	29.983	0.001

注：ᵃ三级医疗机构和社会办医疗机构有差异；ᵇ二级医疗机构与社会办医疗机构有差异；ᶜ三级医疗机构与一级医疗机构有差异；ᵈ三级医疗机构和二级医疗机构有差异；ᵉ二级医疗机构与一级医疗机构有差异；ᶠ一级医疗机构与社会办医疗机构有差异

四、常规监测工作

医院感染常规监测工作：上海市二级甲等以上医疗机构均按照质控中心要求开展医院感染现患率调查、ICU目标性监测、围术期抗菌药物预防用药调查、血液标本送检率调查、手卫生依从性监测、手卫生用品耗量监测、职业暴露网上直报等工作，并通过督导综合干预的依从性进行持续质量改进。

（一）ICU目标性监测

要求对医院内所有重症监护病房内入住患者每天持续监测，以0点住在ICU的患者情况为准。监测内容包括患者基本信息、相关危险因素、导管留置情况及医院感染发生情况，自2004年持续监测至今，2021年上海市导管相关血流感染（CLABSI）发生率0.57‰，导尿管相关尿路感染（CAUTI）发生率1.46‰，呼吸机相关肺炎（VAP）发生率4.20‰，较2020年均有所下降。

表3-8 上海市2019—2021年ICU 3种导管相关感染发生情况

感染类型	2019年			2020年			2021年		
	插管日数（d）	感染例数（例）	感染率（‰）	插管日数（d）	感染例数（例）	感染率（‰）	插管日数（d）	感染例数（例）	感染率（‰）
CLABSI	312 385	253	0.81	300 523	205	0.68	376 843	215	0.57
CAUTI	359 018	692	1.93	339 903	565	1.66	421 566	617	1.46
VAP	192 440	1 238	6.43	174 843	831	4.75	220 453	927	4.20

注：CLABSI，导管相关血流感染；CAUTI，导尿管相关尿路感染；VAP，呼吸机相关肺炎

（二）围术期抗菌药物预防用药监测

质控中心从2004年起即要求医疗机构每年4月和10月监测所有出院的手术患者,如当月出院的手术患者超过1 500例,仅调查当月15日以后（含15日）手术的患者。监测人群包括所有手术患者,排除手术前和手术后已存在感染的患者、活检患者、急诊手术。调查其围术期抗菌药物预防性使用情况。2021年监测74 770例手术患者,Ⅰ类手术切口预防用药率为30.41%（图3-1）。

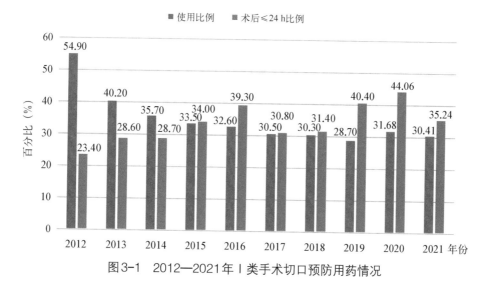

图3-1　2012—2021年Ⅰ类手术切口预防用药情况

（三）血液标本送检率调查

2009年起,上海市要求各医疗机构常规开展血液标本送检率调查,要求每年3、6、9、12月的第2周的周四,调查前3天（周一～周三）出现发热（体温≥38.5℃）的所有患者,其血液标本送检情况及相关危险因素,例如肺炎、留置导管超过5 d等。2021年留置深静脉导管≥5 d的发热患者血液标本送检率73.90%,怀疑院内肺炎或VAP的发热患者血液标本送检率79.12%,已送检痰标本的发热患者血液标本送检率80.75%（图3-2）。

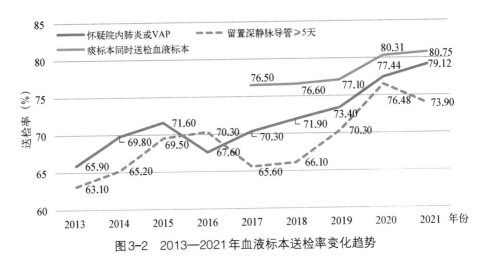

图3-2   2013—2021年血液标本送检率变化趋势

（四）手卫生依从性监测

质控中心要求医院感染专职人员对全院至少两个部门，如有ICU,应至少涵盖1个部门进行手卫生依从性监测。每个部门每周至少1次，每次不超过20 min,记录所有观测期间医务人员的手卫生的依从性及正确率。2021年共监测176 259人次的手卫生指征，手卫生依从性90.01%（图3-3和图3-4）。

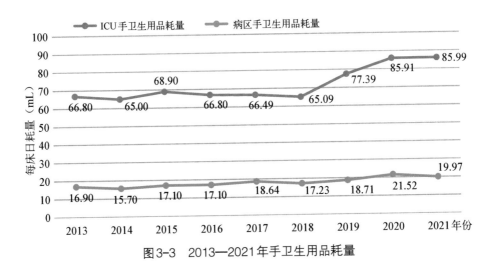

图3-3   2013—2021年手卫生用品耗量

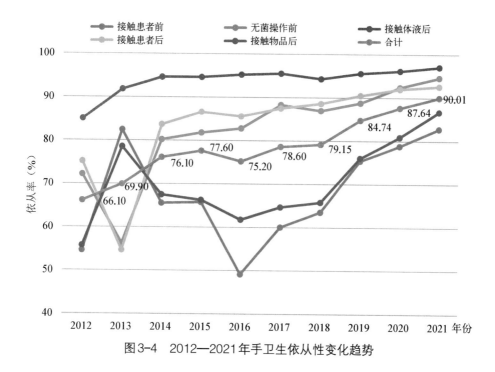

图3-4 2012—2021年手卫生依从性变化趋势

（五）医院感染现患率调查

每年11月或12月某一天,上海市二级医疗机构以及三级医疗机构根据质控中心的通知要求(图3-5),统一调查日期,对所有在住患者(包括

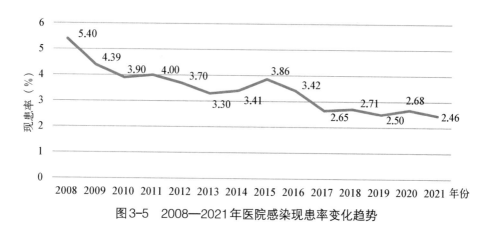

图3-5 2008—2021年医院感染现患率变化趋势

当天出院患者，不包括当天住院患者，体检和日间病房患者也不包括）进行医院感染现患率调查。调查内容包括患者基本信息，感染发生情况及抗菌药物使用情况等，于2021年12月15日进行了上海市院内感染现患率调查，被调查人数为72 763人，现患率为2.46%。

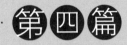

第四篇
"三网联动"综合评分标准

三 网 年 鉴

上海市细菌真菌耐药监测网
上海市抗菌药物临床应用监测网
上海市医院感染防控与监测网

上海市卫生健康委员会抗菌药物临床应用与管理专家委员会尝试发挥多学科合作优势,设置一些综合指标,用于评价医院的感染病诊治、耐药菌监测、抗菌药物合理应用和医院感染防控水平,引导医院更加注重内涵建设,加强专业团队建设、科学化管理。这些指标的意义更多的在于其导向作用,同时这一评分标准将在实践中逐步优化。

一、"三网联动"复合指标

(一)感染病诊治多学科专业队伍建设(45分)

1. 感染专业医生(10分,培元实践基地单位本项满分)

(1)有从事细菌真菌感染诊治方向医生(3分)。

(2)有细菌真菌感染诊治病区或医疗组(3分)。

(3)有参加培元理论培训或实践培训医生(2分)。

(4)感染科医生主导感染病诊治会诊(2分)。

2. 感染专业药师[10分,中国医院协会、中华医学会临床药师(感染专业)培训基地本项满分]

(1)有感染专业药师(5分)。

(2)有参加培英理论学习临床药师(2分)。

(3)有完成国家临床药师培训抗感染专业临床药师(3分)。

3. 临床微生物专业人员(10分)

(1)专职临床微生物专业人员超过每200床1位,不足2分,无专职人员0分(4分)。

（2）有具备检验医师资格人员（2分）。

（3）派员参加上海市细菌真菌耐药监测网培训或全国细菌耐药监测网（CARSS）实践培训（2分）。

（4）派员参加培微理论培训（2分）。

4. 医院感染防控专业人员（10分）

（1）医院感染管理科人员配备（3分）：100张以下实际使用病床，配备2名专职感控人员；100～500张实际使用病床，配备不少于4名专职感控人员；500张以上实际使用病床，根据医疗机构类别，按照每增加150～200张实际使用病床增配1名专职感控人员；新冠肺炎定点医院感控人员配备数量应当保持在非定点医院的1.5～2倍。配备率不足50%扣3分，不足75%扣2分，不足80%扣1分。

（2）医院感染管理科人员结构（3分）：医师占比不低于30%；护士占比不高于40%；公卫等其他专业人员占比不高于30%。每一类不满足扣1分。

（3）医院感染管理科人员培训（4分）；工作不满5年的专职人员应参加上海市院内感染质量控制中心举办的岗位培训班（2分）；所有专职人员每年必须参加不少于30学时的继续教育（1分）；安排重点部门负责人参加医院感染防控培训（1分）。

5. 感染病诊治与抗菌药物管理多学科协同机制（5分）

（1）感染病诊治多学科会诊机制（3分）。

（2）抗菌药物管理团队由多学科构成（2分）。

（二）抗菌药物采购目录优化（45分）

1. 全部采购品种数与推荐品种（表4-1）重合度（25分）

（1）采购品种中≥90%为推荐品种（25分）。

（2）采购品种中≥85%为推荐品种（22分）。

（3）采购品种中≥80%为推荐品种（18分）。

（4）采购品种中≥75%为推荐品种（12分）。

（5）采购品种中≥70%为推荐品种（5分）。

（6）采购品种中为推荐品种者＜70%（0分）。

2. 采购目录中有青霉素、苄星青霉素、呋喃妥因、复方磺胺甲噁唑、氟胞嘧啶5个品种（10分）

（1）有4种及以上（10分）。

（2）有3种（8分）。

（3）有2种（5分）。

（4）有1种（2分）。

（5）无（0分）。

3. 采购目录中应有头孢唑林、头孢呋辛（注射剂）（10分，缺1种扣5分）

表 4-1　抗菌药物推荐品种

抗菌药物类别	品　　种
青霉素类	青霉素 G 苄星青霉素 阿莫西林 氨苄西林 哌拉西林
一代头孢	头孢唑林 头孢拉定（口服、注射）
二代头孢	头孢呋辛（口服、注射） 头孢克洛
三代头孢	头孢噻肟 头孢曲松 头孢他啶 头孢克肟
四代头孢	头孢吡肟
单环类	氨曲南

（续表）

抗菌药物类别	品　种
β-内酰胺酶抑制剂及复方制剂	阿莫西林/克拉维酸 氨苄西林/舒巴坦 哌拉西林/他唑巴坦（8∶1） 头孢哌酮/舒巴坦 替卡西林/克拉维酸 舒巴坦 头孢他啶/阿维巴坦
头霉素类	头孢西丁 头孢美唑
碳青霉烯类	亚胺培南/西司他丁 美罗培南 厄他培南
青霉烯类	法罗培南
氧头孢烯类	拉氧头孢
氨基糖苷类	庆大霉素 阿米卡星 异帕米星
大环内酯类	红霉素（口服、注射） 交沙霉素 阿奇霉素（口服、注射） 克拉霉素 罗红霉素
林可酰胺类	克林霉素
四环素类	多西环素（口服、注射） 米诺环素
多肽类	万古霉素 去甲万古霉素 替考拉宁 达托霉素 硫酸多黏菌素B 甲磺酸多黏菌素E 硫酸多黏菌素E

（续表）

抗菌药物类别	品 种
喹诺酮类	诺氟沙星 左氧氟沙星（口服、注射） 环丙沙星（口服、注射） 莫西沙星（口服、注射） 奈诺沙星 西他沙星
磺胺类	复方磺胺甲噁唑
呋喃类	呋喃妥因
硝基咪唑类	甲硝唑（口服、注射）
噁唑烷酮类	利奈唑胺（口服、注射） 康替唑胺
磷霉素	磷霉素（注射） 磷霉素氨丁三醇
甘氨酰环素	替加环素
浅部抗真菌药物	特比萘芬
深部抗真菌药物	两性霉素 B 及脂质体 氟胞嘧啶 氟康唑（口服、注射） 伊曲康唑（口服、注射） 伏立康唑（口服、注射） 泊沙康唑 艾沙康唑 卡泊芬净 米卡芬净

（三）规范 β-内酰胺类抗菌药物皮试（10 分）

（1）遵照《β-内酰胺类抗菌药物皮试指导原则》（10 分）。

（2）未遵照《β-内酰胺类抗菌药物皮试指导原则》，由各科室自行决定（5 分）。

（3）医院规定使用头孢菌素前必须进行头孢菌素皮试筛查（0 分）。

二、细菌耐药权重指数

（一）标本质量分值（50分）

1. 标本来源（10分）

（1）门诊患者分离株占比（5分）。

- ≤5%（0分）
- ＞5%且≤10%（1分）
- ＞10%且≤15%（3分）
- ＞15%（5分）

（2）血液和脑脊液标本分离株来源占比（5分）。

- ≤5%（0分）
- ＞5%且≤10%（1分）
- ＞10%且≤15%（2分）
- ＞15%且≤20%（3分）
- ＞20%（5分）

2. 菌株数量（10分）

按全年菌株数量计算得分（需剔除同一患者分离的重复菌株,表4-2）。

表4-2　二级医院、三级医院全年菌株数量评分

三级医院（株/年）	得分	二级医院（株/年）	得分
＜300	0	＜100	0
≥300且＜1 000	3	≥100且＜300	3
≥1 000且＜2 000	5	≥300且＜800	5
≥2 000且＜4 000	7	≥800且＜1 500	7
≥4 000	10	≥1 500	10

3. 药敏品种合理性（30分）

以下常见细菌和抗菌药物组合以及耐药机制的检测纳入评分，每缺少1种药物或一个结果扣0.01分。

（1）大肠埃希菌/肺炎克雷伯菌：氨苄西林、哌拉西林/他唑巴坦、头孢唑林、头孢呋辛、头孢噻肟（或头孢曲松）、头孢他啶、头孢吡肟、阿米卡星、多黏菌素（黏菌素或多黏菌素B，CR菌株）、替加环素（CR菌株，中介或耐药菌株是否复核确认）、头孢他啶/阿维巴坦（CR菌株）。

（2）铜绿假单胞菌：哌拉西林/他唑巴坦、头孢他啶、头孢吡肟、阿米卡星、环丙沙星（或左氧氟沙星）、多黏菌素（黏菌素或多黏菌素B，CR菌株）和头孢他啶/阿维巴坦（CR菌株）。

（3）鲍曼不动杆菌：哌拉西林/他唑巴坦、头孢哌酮/舒巴坦、头孢他啶、头孢吡肟、阿米卡星、环丙沙星（或左氧氟沙星）、多黏菌素（黏菌素或多黏菌素B，CR菌株）和替加环素（CR菌株，中介或耐药菌株是否复核确认）。

（4）金黄色葡萄球菌：青霉素、头孢西丁（或苯唑西林）、红霉素、克林霉素、万古霉素、环丙沙星（或左氧氟沙星）。

（5）肺炎链球菌：头孢曲松/头孢噻肟、左旋氧氟沙星/莫西沙星、万古霉素、利奈唑胺、青霉素MIC［苯唑西林（OXA）无法预测时］。

（6）粪肠球菌：氨苄西林、高浓度庆大霉素/链霉素、万古霉素。

（7）流感嗜血杆菌和卡他莫拉菌：β-内酰胺酶。

（8）碳青霉烯类耐药肠杆菌目细菌：碳青霉烯酶的检测结果。

（二）耐药程度（50分）

1. 耐药率的评分标准

等于上海市当年平均耐药率者得50分；超过平均耐药率者扣相应分数；低于平均耐药率者加相应分数（表4-3）。

表4-3 每种重点监测耐药菌的评分

超过平均耐药率 扣分标准	得分	低于平均耐药率 加分标准	得分
超≤10%扣10分	40	低≤10%加10分	60
超10%且≤20%扣20分	30	低10%且≤20%加20分	70
超20%且≤30%扣30分	20	低20%且≤30%加30分	80
超30%且≤40%扣40分	10	低30%且≤40%加40分	90
超>40%扣完50分	0	低>40%加满50分	100

2. 重点监测耐药菌的总评分

每种耐药菌的权重得分=表4-3的得分 × 权重系数，总得分为6种耐药菌得分的总和，满分为50分（表4-4）。

表4-4 重点监测耐药菌的权重系数及得分

重点耐药菌	权重系数	表 4-3 得分	得分
MRSA	0.09		
VREFM	0.04		
CRKP	0.12		
CRPA	0.08		
CRAB	0.09		
3^{rd}GC-R	0.08		
合计			

注：MRSA,甲氧西林耐药金葡菌；VREFM,万古霉素耐药屎肠球菌；CRKP,碳青霉烯类耐药肺炎克雷伯菌；CRPA,碳青霉烯类耐药铜绿假单胞菌；CRAB,碳青霉烯类耐药鲍曼不动杆菌；3^{rd}GC-R,头孢噻肟/头孢曲松耐药大肠埃希菌

三、抗菌药物使用权重指数

（一）基础分值（27分）

1. 参与抗菌药物临床应用监测与数据上报工作（12分）

（1）准时上报抗菌药物临床应用监测数据：完成得6分，超时扣3分。

（2）上报抗菌药物临床应用监测数据完整性：缺1小项扣1分。

2. 抗菌药物管理工作（15分）

（1）抗菌药物目录及临时采购备案（上海市临床药事质量控制中心回执）（5分）。

（2）抗菌药物临时采购品种与数量（5分）。

（3）抗菌药物专项点评及干预记录（5分，缺1小项扣3分）。

（二）综合性医院抗菌药物管理指标分值（20分）

（1）门诊患者抗菌药物使用率≤20%（5分）。

（2）急诊患者抗菌药物使用率≤40%（5分）。

（3）住院患者抗菌药物使用率≤60%（5分）。

（4）住院患者抗菌药物使用强度（≤40，得5分；>40且≤45，得4分；>45且≤50，得3分；>50且≤55，得2分；>55且≤60，得1分；>60，不得分）。

（三）重点监测抗菌药物分值（53分）

1. 每类（种）重点监测抗菌药物的评分

以每类（种）抗菌药物使用强度平均数为准，相近者得满分；超过平均数者扣相应分数；低于平均数者加相应分数（表4-5）。

表 4-5　重点监测抗菌药物的评分

超过平均数者扣分标准	得分	低于平均数者加分	得分
超≤50%扣10分	40	低≤50%加10分	60
超50%且≤100%扣20分	30	低50%且≤100%加20分	70
超100%且≤150%扣30分	20	低100%且≤150%加30分	80
超150%且≤200%扣40分	10	低150%且≤200%加40分	90
超>200%扣完50分	0	低>200%加满50分	100

2. 重点监测抗菌药物的总分

每类（种）抗菌药物的权重得分=表4-5的得分 × 权重系数,总得分为4类（种）抗菌药物（表4-6）得分的总和（满分50分）。

表 4-6　重点监测抗菌药物的权重与得分

重点抗菌药物类别	权重系数	表 4-5 得分	得分
替加环素	0.10		
碳青霉烯类	0.15		
酶抑制剂复合制剂	0.05		
三代头孢	0.10		
喹诺酮类	0.10		
合计			

3. 重点监测药物现场点评（3分）

随机抽取10份特殊使用抗菌药物患者病历及10份处方,重点对碳青霉烯类、替加环素、多黏菌素等特殊级抗菌药物的使用合理性及管理情况进行评分（3分,问题病例或处方1份扣0.3分）。

四、医院感染权重指数

（一）基础分值（40分）

1. 医院感染监测信息系统配备情况（20分）

根据国家卫生健康委和国家医院感染质量控制中心的规定,医疗机构应配备能进行感染病例及暴发预警、数据采集、数据统计分析功能的医院感染信息系统。满分18分,扣完为止。

（1）无信息系统,扣18分。

（2）有信息系统但不能预警,扣6分。

（3）有信息系统,但数据采集不规范,扣6分。

（4）有信息系统,但是无数据统计与分析功能,扣6分。

（5）抗菌药物信息系统不能区分治疗用药还是预防用药,扣2分。

2. 数据上报的情况:及时性及完整性（20分）

按照上海市院内感染质量控制中心要求,及时、完整上传医院感染相关监测数据。满分20分,扣完为止。

（1）每月每项数据未及时上报,扣2分。

（2）每月每项数据不完整,扣2分。

（二）监测权重分值（60分）

1. 3种导管相关感染发生率（10分）

防控导管相关血流感染（CLABSI）、呼吸机相关肺炎（VAP）以及导尿管相关尿路感染（CRUTI）可降低多重耐药菌的检出率,故上海市院内感染质量中心要求各医院根据国内外循证医学证据采取综合干预措施做好3种导管相关感染的防控。满分10分,扣完为止。

（1）VAP发生率（4分）:超过3例/千插管日,扣1分;超过5例/千插管日,扣2分;超过10例/千插管日,扣3分;超过15例/千插管日,扣4分。

（2）CRUTI发生率（3分）:超过1例/千插管日,扣1分;超过2例/千插管日,扣2分;超过5例/千插管日,扣3分。

（3）CLABSI发生率（3分）:超过0.5例/千插管日,扣1分;超过1例/千插管日,扣2分;超过2例/千插管日,扣3分。

2. Ⅰ类手术切口围手术期抗菌药物预防使用（12分）

（1）抗菌药物预防使用率（4分）:超过30%,扣1分;超过50%,扣2分;超过75%,扣4分。

（2）预防使用抗菌药物的时间（4分）:超过48 h的比例超过30%,扣1分;超过50%,扣2分;超过75%,扣4分。

（3）预防使用抗菌药物的品种（4分）:第一代头孢和第二代头孢（或联用硝基咪唑类）患者比例不足80%,扣1分;不足75%,扣2分;不足50%,扣4分。

3. 血液标本送检率（12分）

（1）下述3种病例中血液标本送检率：① 发热（体温不低于38.5℃）同时伴肺炎;② 留置深静脉导管不短于5 d;③ 本次发热后曾送检痰培养的病例。

每一项满分3分：每项低于80%,扣1分;低于70%,扣2分;低于50%,扣3分。

（2）血液标本两部位采血且每部位需氧+厌氧（新生儿除外）（3分）:低于80%,扣1分;低于70%,扣2分;低于60%,扣3分。

4. 手卫生依从性（12分）

（1）手卫生依从性（4分）:低于80%,扣1分;低于65%,扣2分;低于50%,扣4分。

（2）病区皂液和快速手消毒液耗量（4分）:低于17 ml/（床·日）,扣1分;低于13 ml/（床·日）,扣2分;低于10 ml/（床·日）,扣4分。

（3）ICU皂液和快速手消毒液耗量（4分）:低于45 ml/（床·日）,扣

1分; 低于20 ml/(床·日), 扣2分; 低于15 ml/(床·日), 扣4分。

5. 抗菌药物使用前微生物标本送检率(6分)

包括细菌培养、真菌培养等能明确病原体种属的检验方法。

(1)限制使用级: 低于50%, 扣1分; 低于40%, 扣2分; 低于30%, 扣3分。

(2)特殊使用级: 低于80%, 扣1分; 低于70%, 扣2分; 低于60%, 扣3分。

6. ICU开展CRE主动筛查情况(8分)

全部ICU(CCU等无CRE检出的ICU除外)均开展, 不扣分; 部分ICU开展, 扣4分; 全部ICU均未开展, 扣8分。推荐血液科、移植科、烧伤(创伤)科等临床部门开展CRE主动筛查, 因这些部门的患者免疫力处于低下的水平, 更易感染CRE。